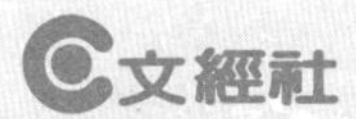
文經社

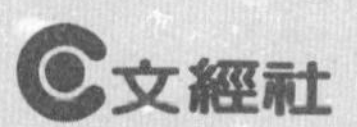
文經社

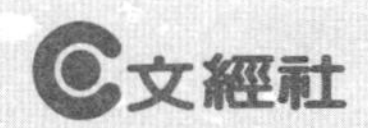
文經社

文經社

文經家庭文庫

65

# 自己做強力養生酒

中國醫藥研究發展基金會副總幹事 吳恭平 著

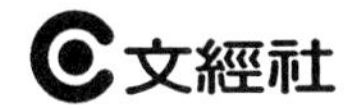

# 推薦序(一)

恭平兄服務於財團法人中國醫藥研究發展基金會，公餘就怎樣調製「養生酒」用以強身保健，廣收中西古今之資料，甚爲感佩。

酒爲最好的溶劑之一，所以很多有療效的成分，包括營養品、維他命，都可在不同酒製品中含有。早在八千年以前，人類就用發酵的方法製得低酒精含量的酒類。由於服用的人，會有中樞神經興奮或抑制的作用，對心臟、血管、血壓也有明顯的影響，譬如：飲了酒，有些人面紅耳赤，有些人反而臉色蒼白。總言之，人喝了酒，一定可以感覺到發生作用了，以致以爲酒是人類夢想中的「生命泉水」。尤其阿拉伯人以蒸餾方法製造出烈酒以來，到今天醫學的證據，並不以爲酒本身長期服用，仍有很多的好處。

酒本身是一種神經抑制劑，喝酒的人之所以出現興奮的現象，是因爲酒抑制了有「抑制作用」的神經系統所引起的。長期大量飲酒，會引起腦損傷、記憶喪失、睡眠失常，甚至神經失常。也因營養不足而使胃腸道、肝臟受損。血中酒精濃度三百毫克／一百毫升時，腦血流量就降低。長期大量服用酒精，易引發高血壓及腦中風。常喝酒對感染的抵抗力下降。酒精可升高血中好的脂蛋白，也就是高濃度脂蛋白，降低不好的脂蛋白（低濃度脂蛋白），而有減少血管硬化的作用，這是目前已確知酒的益處。

酒精抑制男性素的合成及增加男性素的代謝，所以除了因抑制「抑制作用」而引起的心理興奮，套一句莎士比亞的名言：「酒精使人對『性』想得多，但做得少」。所以單純喝酒，尤其長期大量喝酒，並非好事。至於不同的養生酒，就如同本書所述，都是少量，約二十毫升而已，主要是要借重酒中所溶有的成份。總之，只要能正確的善飲養生酒，就能適當的發揮其好處，以收保健、強身之效。

國立中國醫藥研究所
所長 陳介甫 謹識

# 推薦序㈡

隨著西風東漸，市面上充斥著各種西方文明所帶來的垃圾食品與飲料，慢慢在戕害我們下一代國民的健康，而國人猶不自知。長久以來，中醫藥的「藥食、醫食同源」文化，正逐漸式微中，而傳統補益觀念亦常被有意無意的藐視與誤導，這些現象一直是關心中醫藥文化的有識之士所引以爲憂、引以爲憾的事。

本書作者——吳恭平君，任職於財團法人中國醫藥研究發展基金會，以學「企業管理」而非「中醫中藥」科班出身的背景，從中醫中藥的食補養生觀念出發，編著「自己做強力養生酒」乙書，提供國人一些正確的養生補益觀念，從而瞭解自己的體質、體況，找出適合自己的養生酒，用以達成養生、保健的目的，更提出了創新的「養生鷄尾酒」概念，其認眞與用心之專，值得鼓勵與讚賞。

今該書即將付梓，索序於余，樂爲之推荐並序。

中國醫藥學院教授
醫學博士

謝明村　謹識

八十七年七月七日于台中

# 推薦序(三)

中國醫藥學有數千年的歷史，在實踐中不斷的發展，累積豐富的診治經驗，形成獨特的醫學理論體系，主要包含整體觀念、辨證論治、動態平衡及防治結合等，中醫藥除治療醫學外，強調預防醫學，提出「上工治未病」，防止未老先衰，延年益壽及安享老年。

民間以養生酒浸泡，作爲酒飲，又可防治疾病，歷史悠久。數千年來，隨著中醫藥學和釀造業的發展，累積豐富經驗應用於臨床使用，已成爲中醫藥學的重要組成部分，多散見於各種醫學著作中。早期醫學採用藥物針灸治病外，尙兼祈禱、占卜等，以致有毉之稱。在殷周時期，「醫」之繁體字爲「毉」，但史記扁鵲倉公列傳，記錄在扁鵲醫療活動中即提出「六不治」的原則，其中一項爲「信巫不信醫，不治也。」，這是醫學的進步發展，以致「醫」字後來發展成從「酉」，酉即古代盛酒器之象形文字，說明古代醫療與酒有密切關係。

在二千多年前，醫書內經記載湯劑外，還記載酒劑及丸、散、膏、丹共六種中藥劑型。酒劑的應用很久遠，首先，酒本身是醫學史上一項重要發明，它具有通血脈、暖胃避寒等功效。酒還有「行藥勢」的作用，因此古人常把某些蔬果藥物浸泡於酒中，製成各種酒劑，以發揮功效。有些藥物的有效成份難溶於水，卻能溶於酒中，酒爲良好的溶媒。明代本草綱目作者李時珍對於酒的看法說：「少飲則和血行氣，壯神禦寒，消愁遣興；痛飲則傷神耗血，損胃失精。」

吳恭平君熱愛中醫藥，今任職於財團法人中國醫藥研究發展基金會副總幹事，工作之餘浸製多種養生酒，學習「神農嘗百草」之精神，並勤讀相關參考文獻，將資料及心得經驗加以整理，寫成本書「自己做強力養生酒」與大家分享。目前中醫師之高等教育人才培養，有中醫學系之中西醫結合；學士後中醫學系及醫學系修四十五個中醫藥學分，甚至中醫碩士及中醫博士之人才，以致養生酒ＤＩＹ，仍要中醫師指導，依照自己的體質養生，注意禁忌，才能發揮養生酒優點及特長。

蒙編著者示以本書書稿，爰之爲序。

中國醫藥學院教授
附設醫院中醫副院長
張永賢

八十七年三月十七日國醫節

# 推薦序(四)

自古國人即有泡藥酒的習慣，流傳至今已有數千年的歷史，然而在口述代代相傳之中，難免會有遺漏與錯誤之處。藥酒亦須配合個人體質予以調配，人體的體質有陰、陽、虛、實、寒、熱等不同體質，其中虛證，又有陽虛與陰虛、氣虛與血虛之別。虛證又常見於老弱婦孺，因此若在正常飲食下仍無法得到正常體質，即可考慮以養生酒加以調養。

恭平兄任職於「中國醫藥研究發展基金會」多年，對於中醫藥典籍廣泛涉獵，今將古今中醫藥典籍所記載，以及民間即將失傳之中醫藥養生精華編纂成「自己做強力養生酒」一書，一則爲發揚中國固有中醫藥典籍精華，一則爲保存民間即將失傳之中醫藥精華，實令吾人欽佩。

吾與恭平兄交往多時，其爲人忠直、個性爽朗，忙碌之餘仍不忘進修以充實自己，實爲不可多得之好友，今承蒙不棄囑吾爲其大作爲序，深感榮幸！

臺北市中藥協進會
會長 謝慶良 謹識

八十七年八月二十二日

# 前言・代序

春生、夏長、秋收、冬藏是大自然中生物成長的法則，中醫的食補養生觀念即肇生於此。先民透過生活與實踐之經驗中，悟出了「醫食同源」、「藥食同源」的科學哲理，體認出「食物用之得當，就可以袪病防疾；用之不當，則足以招禍致病、損害壽命」的道理，而發展出獨步人類歷史的中醫、中藥文化，教導人們養生要針對不同的「體質」和「病」、「証」、「情」投以不同性味、顏色的食物，用以療病、保健。如寒性體質者給予熱性食物，熱性體質者給予清涼食物，虛証體質者投以補性食物，實証體質者則給予瀉性食物。同時基於養生的需要也強調要善用補益中藥來強化人體的免疫功能以迎接四季不同氣候變化的考驗，而能隨時展現出堅韌的生命力，這就是國人進補的本源觀念。

國人愛補，卻常不得其門而入，部分民衆尤其喜歡在冬日飲用補益藥酒。但市面上充斥著假酒、僞藥，一些標榜著名貴藥材炮製的藥酒，動輒上萬，但好補之士仍然趨之若鶩，非但造成金錢上的浪費，也因大補、亂補、濫補而補出毛病，適得其反，殊爲遺憾。正確的補益原則應該是針對不同的體質、不同的虛損程度，給予不同的補藥。也就是說「不虛不補、對症用藥」。所謂「虛」，指的是抵抗力降低、臟腑功能衰退、細胞免疫功能低下、神經內分泌調節系統紊亂，如：容易感冒、食慾不佳、腹瀉、月經失調、容易疲勞、畏冷、腰膝痠軟、面色萎黃、咽乾舌燥、顴骨泛紅等症狀。臨床辨証上又細分爲氣虛、血虛、陽虛、陰虛等不同的証型。而「實」証指的是本身的臟腑功能太過亢奮，表現出煩躁失眠、面赤頭痛、易怒、口乾、口苦、口臭、大便祕結、小便腥臭、黃赤等症狀。因此，若是「虛」証，該給「補藥」；若是「實」証，則該「祛邪」。

補藥之投予原則應該隨地域、天氣、性別、年齡、職業之不同而有所差別。例如：小孩如春木之長，用藥重在補氣固脾。年長者腎氣漸衰，宜重補腎。女性經期重補血。男性體質堅實、精力充沛者不必服食補益之品，但工作忙碌、勞心費神者可偏重清補其氣。體胖之人多氣虛，應偏重補氣。體瘦之人一般而言腸胃功能不佳，則應重脾健胃。常在濕冷辦公室或陰涼工作場地工作者，宜選抗寒、抗濕之藥。長期於高溫及乾燥環境工作者，用藥宜偏養陰潤燥。心腦耗損大之腦力工作者及決策者，應重安神。工作偏重勞力者，則應多用強筋補血藥。

一般用中藥來浸製養生藥酒的基本目的是作為強壯、強精、健康之用，其目標並非治療疾病，而是為了使人更健康，作為養生保健、預防疾病之用，故名之曰：「養生藥酒」。所以在材料的選擇上雖然不必過分的拘泥於藥材的配合，但仍然必須選擇適合、有效的藥材才是正途。中藥材的性、味、升、降、浮、沉、歸經、配伍、禁忌、劑量、用法等是一門相當專業的學問，所以筆者一再強調必須請教中醫師，才能「對症下藥」選用適合自己或家人的藥材，用以浸製養生藥酒。至於用蔬菜、水果所浸製的養生酒，則絕對是保健養生作用大於醫療作用，故大可不必太拘泥，只要喜歡，有什麼不可以？用「養生酒」來寫出自己的心情日記，豈非人生之一大妙事？

中藥複方養生酒係針對某些特定之病証，依據「君、臣、佐、使」之配合觀念，將兩種以上的中藥材組成複方浸泡而成，用以增強療效、降低毒性。因為每個人的體質、病歷、症狀完全不同，所以固定成方的複方養生酒就理論上來說，並不適合每個人來飲用，而是應該配合每個人的體質、病歷、症狀，按照需求目的，選擇適當的藥材組合來浸製才對。因此，筆者建議每位讀者應事先請教合格、有執照、有經驗的中醫師「望、聞、問、切」，辨明體質的「陰、陽、表、裏、寒、熱、虛、實」，再根據自己的需求目的、四時季節變化，按照「辨証論治」及「君、臣、佐、使」的診斷、用藥原則，開立處方來調製合時合宜的養生酒飲用，才能達到強身、保健、養生、祛病的目的。

由於人的身體會隨著季節及環境的改變而改變，故依筆者個人的經驗來建議讀者，最好是以單味中藥材及蔬果浸製多種自己喜歡、常用，且適合本身體質的養生酒，然後配合飲用時的體質狀況、氣候狀況、需求目的、心情指數等因素，將兩種或兩種以上的單味養生酒依不同的比例，調製成不同口味、不同作用的養生鷄尾酒，用以達成最大的養生效果，並增添個人、夫婦、朋友的生活情趣。苟能如此，則琴瑟合鳴、術德兼修、EQ、IQ並冠、益壽延年將指日可期，如此人生豈不快哉？這也是筆者編寫這本書的主要目的。

本書之出版，承國立中國醫藥研究所所長陳介甫先生，中國醫藥學院教授謝明村先生，中國醫藥學院附設醫院中醫副院長張永賢先生，及台北市中藥協進會會長謝慶良先生之指導與賜序，在此一併誌謝。

戊寅年仲春　吳恭平　謹識

# 目次

## 第二章 蔬果類製成的養生酒



## 第三章 中藥單方養生酒

目次

# 17

## 第四章 中藥複方養生酒

# 第一章 概論

# 1 酒的起源與傳說

在台北市南海路「國立歷史博物館」及至善路「故宮博物院」所展出的商朝青銅器中，有爲數甚多的「觚、爵、斝」等酒器。而距今四、五千年歷史的夏朝遺址中，也發現了不少的酒杯、酒壺。由此可証明，夏朝時代的古人已經懂得釀酒的技術。而從甲骨文・卜辭的記載，亦可佐證商朝古人飲酒風氣盛行之一斑。

根據傳說，酒的起源是人類向猿猴學習而來的。

猿猴將野生、吃剩的果實大量儲藏於樹穴或山洞之中，因溫度的關係，經過長期的貯存，果皮上的野生酵母菌在果實中的糖分自然發酵，逐漸變成酒漿而成爲天然水果酒。這個現象被樵夫發現，即所謂的「猿酒」。此說法的眞僞已不可考，惟不容諱言的是具有相當的可能性，因爲其推論是合乎邏輯的。

另據西漢・劉向編訂的戰國策中有這麼一段記載：「昔者帝女令狄作酒而美，進之禹，禹飲而甘之曰：後世必有以酒亡其國者，遂疏儀狄而絕旨酒。」儀狄爲夏禹的臣子，因此被認爲儀狄是最先發明人工釀酒的人。但也有人認爲發明人工釀酒的鼻祖爲杜康。

曹操那首有名的短歌行：「對酒當歌，人生幾何，譬如朝露，去日苦多，慨當以慷，憂思難忘，何以解憂，唯有杜康。」根據歷史記載，杜康就是夏朝第十五代君主——少康。

姑且不論發明酒的人是儀狄或杜康，至少可以得到一點結論，那就是他們都是夏朝時代的人。換句話說，比春秋、戰國時代更早的上古時期，古人已經懂得利用水果、五穀來釀酒，並用以防治疾病。是以酒的人工釀造出現在夏、周時代，則是不爭的事實。

世界各地的民族均能各自釀酒，如畜牧民族以剩餘的牛羊乳汁釀成乳酒；盛產葡萄的法國則以葡萄釀酒；盛產米麥的中國則以米麥、高粱釀酒；盛產小米之區，如台灣的原住民則以小米釀成小米酒。推其所始，都因剩餘食品無法久存，故而聽任酵母菌之發酵變化，自然成酒。然後，人類依此經驗漸漸悟出製造酒麴（酒母）之法，而進入人工造酒的時代。

# 2 酒的性味與功效

酒，最初只是作為一種飲料，隨著社會結構的變遷與發展，酒在醫藥上的應用逐漸廣泛，就「醫」的文字結構來剖析，醫字從「酉」，「酉」與「酒」在古字是通用的。由此可見，在古代的中國，曾有一段時期很注重酒在醫學上的作用，這也佐証了酒與醫學的密切關係，甚至以「酒」作為治病的重要藥物。

中醫現存最早的經典名著——黃帝內經・靈樞指出：「酒者，水穀之精，熟穀之液也，其氣慓悍。」梁朝・陶弘景在名醫別錄中說：「酒，味苦、甘、辛、大熱、有毒。主行藥勢，殺百邪惡毒氣。人飲之，使體弊神昏，是其有毒故也。」元朝・飲膳正要中綜合指出：「酒，味甘辛，大熱有毒，主行藥勢，殺百邪、通血脈、厚腸胃、消憂愁、少飲為佳，多飲傷神損壽，易人本性，其毒甚也。飲酒過度，傷生之源」，則明確的指出了酒對人體的利與弊。明朝藥物學家李時珍在其曠世名著——本草綱目中說：「米酒，苦、辛、甘、大熱、有毒。行藥勢、通血脈、潤皮膚、散濕氣、除風下氣、解馬肉、桐油毒。燒酒，辛甘、大熱、有大毒。消冷積寒氣、燥溫痰、開鬱結、止水泄、治霍亂瘧疾噎膈、心腹冷痛、陰毒欲死、殺蟲群瘴，利小便、堅大便。少飲則和血行氣、壯神禦風、消愁遣興；痛飲則傷神耗血、損胃亡精、生痰動火；過飲則敗胃傷膽、喪心損壽，甚者黑腐胃而死。」在此，李時珍完整地論述了酒的作用、功效。

# 3 酒的分類與現代醫學研究

根據中醫藥典的記載：「酒爲米、麥、黍、高粱等和麴釀成的一種飲料。」因原料、釀造、加工、貯藏等條件的不同，酒的名色極多，其成分差異甚大。在製法上，酒可分爲蒸餾酒（例如高粱酒、燒酒）與非蒸餾酒（例如紹興酒、葡萄酒）兩大類。凡酒類都含有俗稱酒精的乙醇，蒸餾酒除了乙醇的含量高於非蒸餾酒外，尚含有高級醇類、脂肪酸類、酯類、醛類，且含有少量揮發酸和不揮發酸，至於糖類則常不存在或只存少量。

現代醫學研究認爲「酒」爲含乙醇的飲料，而乙醇對中樞神經系統的作用，基本上與麻醉藥相似。中等量的乙醇可擴張皮膚、血管，故常致皮膚發紅而有溫暖感。飲用乙醇含量較低之酒類（百分之十以下），可增加胃液分泌，胃酸分泌也會增加，故潰瘍病患者應禁喝酒類。小量低濃度的乙醇尚能增加胃腸的吸收功能，更高濃度的乙醇（百分之二十以上）內服，則會抑制胃液分泌、減弱胃蛋白酶活性。百分之四十以上的乙醇則對胃粘膜有強烈刺激。喜歡喝烈酒的人大多患有慢性胃炎，其理在此。

乙醇在胃腸中吸收迅速，一般約有百分之二十被胃吸收，其餘被小腸吸收。且濃度較低之酒類易於吸收，高濃度者吸收反較緩慢。進入人體內之乙醇約有百分之九十～百分之九十八被完全氧化，放出高達七・一千卡／克之能量可為機體所利用。一般而言，成人每小時可氧化九～十五毫升的乙醇，平均約十毫升。大量飲酒超過這個速度，即會蓄積而造成中毒。未被氧化的百分之二～百分之十乙醇，主要通過腎、肺排出體外，其他如汗、淚、膽汁、唾液也有微量排出。

總之，酒對人體有一定的醫療價值，少量飲用可使血管擴張、加強血液循環、興奮神經，並促使各器官的運動加速、肌膚溫暖、抗禦寒冷、振奮精神、消除疲勞、增強生命的活力，還可以使唾液、胃液的分泌增多、幫助胃腸的消化吸收功能、增進食慾，並能促進睡眠和產生輕微的欣慰快感。因此，適量飲酒對人體有一定的益處。反之，一次大量飲酒可能引起急性酒精中毒，長期慢性嗜酒也會造成慢性酒精中毒，長期過量飲酒還可能引起肝病變、肝硬化，甚至肝癌，故仍宜小心飲用。

# 4 何謂養生酒

酒，作爲藥物而用於臨床來治療疾病或日常養生保健之用，在中醫來說以白酒和黃酒最爲常用。白酒一般多作爲浸製養生藥酒的溶媒劑使用，而黃酒則多作爲服食中藥的藥引使用，兩者均有不同的性味與功效。

白酒，又名白乾、燒酒、火酒、汗酒等。味甘辛、性大熱。一般爲白色澄明的液體、氣味濃郁芳香、不含雜質、無懸浮物、無渾濁和沉澱現象。主要係由穀物——高粱、玉米、黍、馬鈴薯及澱粉植物等作爲原料，經發酵釀成後，以蒸餾的方法所製成的蒸餾酒，即爲白酒。其乙醇（俗稱酒精）含量，一般都在百分之四十以上。白酒具有暢通血脈、強心提神、散瘀活血、祛風去寒、助氣健胃、消除疲勞、促進睡眠、消憂怒、調營衛、作溶媒、賦形劑、作引藥、助藥力等功效。一般都用來做爲浸製養生藥酒的溶媒劑，以改變材料的藥性、增強活血通絡、溫補機體等作用，並能迅速溶解出材料中的生物鹼、甙類、鞣質、樹脂、揮發油、有機酸、苦味質、糖類、部分色素等各種有效成分。

根據國外的報導，少量飲酒可減少百分之七十冠心病所引起的死亡。白酒還可以用於臨時急救，如暈倒、虛脫時，若一時找不到藥物，急速從患者口中灌一杯白酒或烈酒，可興奮中樞神經使病人甦醒。在美國西部電影中就常見到此種急救的鏡頭，這說明了「酒」本身就是一味高級的藥物。現代醫學認爲：「酒」對患有血管硬化、高血壓、肝炎、肝硬化、冠心病、精神病、胃潰瘍等患者以及孕婦，均不適宜飲用，甚或絕對禁用。

黃酒，又名米酒、淸酒、甜酒、老酒、陳酒等。味甘緩、辛香、性溫和、色澤澄黃淸澈或黃中帶紅。氣味醇香，不含雜質，無辛、辣、酸、澀等異味、無渾濁、沉澱等現象。主要由糯米、黍米、麥等作原料，再加入適量的酒藥、紅麴使之發酵，最後壓榨過濾而成爲黃酒。乙醇含量一般在百分之十二～百分之二十之間，具有較高的營養價值。黃酒具有行藥勢、通血脈、厚腸胃、潤皮膚、散濕氣、和血益氣、扶肝除風、壯神禦寒等功能。若與寒涼藥同服，可緩其寒。與滯性藥同服，可助其走竄、加強舒筋活絡之功。與補養藥炮製養生藥酒時，可浸出材料的有效成分和增強原有的補益作用。適量飲用對人體健康有一定的功效，對產婦和年老體弱者可滋補健身。惟多飲則生痰助濕，反而不妙。

集治病與強身保健爲一體的乙醇飲料，統稱爲「養生藥酒」。既可享受酒的甘醇，又可祛病健身，何樂而不「飲」？由於「酒」本身具有舒筋活血、祛風化痰、調和氣血、振陽散寒和除濕通絡之功，因而能增強人體的血液循環、提高機體的吸收能力，以抵抗外界對人體的不良影響和侵襲。加以「酒」的主要成分——「乙醇」是一種很好的溶媒劑，可以把材料中的大部分水溶性物質或不易溶解的有機物質溶解出來，從而增強作用，充分發揮其效能。而且，酒本身就是一種很好的殺菌劑，有防腐、消毒的作用，並能增強材料的穩定性，故可長期保存而無變質之虞。同時，酒能除去動物的腥味與植物的異味。因此，在取材容易、製作簡單、費用低廉、使用方便，既可內服又可外用的前提下，老祖宗們就發揮了高度的智慧，將有益於人體健康的材料或藥物直接浸泡於酒中，置容器中一段時日後，壓榨去渣、過濾澄清、貯入瓶中，即可飲用。一般而言，以水果爲浸製材料的酒稱爲水果酒，如：檸檬酒、梅酒、蘋果酒等。以中藥材爲浸製材料的酒就稱爲藥酒，如：人參酒、大棗酒、杜仲酒、枸杞酒、八珍酒、十全大補酒、周公百歲酒等。水果酒或藥酒都是基於養生保健之用而浸製、飲用的，所以我們就將之統稱爲「養生藥酒」。

養生藥酒在世界各地都十分盛行，各有其民族與地域之特色。在東方的日本，所謂「漢方藥酒」也相當的盛行，頗受民衆的喜愛。例如：元旦一家團圓時所喝的「屠蘇酒」、秋天所喝的「菊花酒」、平時養生保健所喝的「金銀花酒」、「桑椹酒」、「梅酒」、「人參酒」、「蝮蛇酒」、「養命酒」等。而西方歐洲的養生藥酒則幾乎都是修道院中苦修的教士們所研製而成。例如「苦艾酒」(Liqueur)、馬丁尼酒(Martini)、薄荷酒(Peppermint)、柑香酒(Curacas)、欽梅爾酒(Kummel)、D.O.M、Cherry Brandy、Chartreuse等，慢慢的流傳出來並公開於世，而漸爲一般大衆所接受。

# 5 養生酒的分類

從炮製方式來分類，養生藥酒可分為釀造類與浸製類兩種。所謂釀造類養生酒就是指將材料（水果或中藥材）連同米、麵經發酵後所製造出來的酒。此類酒香甜味美、含乙醇度較低、濃郁爽口，適合老弱婦孺等飲用。古時候所製造的養生藥酒多為此類。而浸製類養生酒在民間的應用上最為廣泛，因為浸製法炮製養生酒最為簡單，一般說來，個人或家庭均可自製，只是浸泡的時間比較長，材料中的某些脂溶性成分比較不容易完全浸出，且乙醇的含量較高，對人體的刺激性較大，如能針對這些缺點加以改進，則可減少其副作用並擴大臨床上應用的範圍。

目前，台灣仍未開放民間釀酒，在煙酒公賣條例尚未廢止之前，民間私自釀造酒類均屬違法的行為，故最好仍以購買公賣局所生產的酒類，用浸製法來炮製養生藥酒較為適宜，既合法又可免除對酒類品質的疑慮。

若從使用方法來分類，則可分為內服類養生藥酒及外用類藥酒。凡是口服飲用的均可稱爲內服類養生藥酒，因其係經過腸胃的吸收來達到養生保健的效果,故在臨床上的應用比較多,飲用時須愼重注意「劑量」、「服用法」、「禁忌」及「適應症」等。而外用類藥酒則專供治療各種跌打損傷、風濕骨痛、皮膚疥癬、脫髮斑禿等外傷科病証。可直接將藥酒塗抹在患處，使用上非常方便、有效。但此類之藥酒有些含有一定的毒性，對皮膚的刺激性較強,使用時必須特別注意其適應症、用法和禁忌，尤其是不得作爲內服藥酒飲用以避免中毒，特別是像俗稱「藥洗」的外用藥酒，更是只能外用，不可內服。

從主要的功效來分類，約可分爲祛風濕類與補益類兩種。祛風濕類最常見的有「虎骨酒」、「追風酒」、「國公酒」、「五加皮酒」等，對於各種風濕痺痛的病症，其療效往往優於各種煎劑，在歷代醫籍中，此類藥方的記載最多，最適合家庭自製飲用。而補益類養生藥酒之應用範圍最廣，種類也最多。因其功效不同、炮製不一，對人體具有調整體質、增強免疫功能、補氣益血、治療虛損、延年益壽之保健功能，所以各年齡層的人均可視自己的體質、需要、季節等，酌情選用適合的補益類材料自行浸製飲用。

# 6 養生酒的炮製法

前文曾提到釀製法，因其製法複雜、品質不易掌握，且與現行公賣法規相抵觸，故不在本節的討論範圍。而古今中外最常用的養生藥酒炮製法則是「浸製法」，唐朝名醫孫思邈在其名著千金要方中有詳細的論述。此後各代相沿，歷代醫家更在中醫「辨証論治」的基礎上，根據各種不同的需要發展出不同的方劑，惟大多用米酒來浸製，大約在金、元兩代以後才開始用白酒來浸製，直至現代多數仍以白酒來作為炮製養生藥酒的溶媒劑使用。

用浸製法來炮製養生藥酒又可分為冷浸法與熱浸法兩種，尤以冷浸法最為常用。所謂「冷浸法」是將藥物、材料清理洗淨後晾乾，然後切碎或研為粗末，置於容器中（或用絹袋盛裝），再注入一定量的白酒或黃酒，密封浸泡，每日搖動一次，經過一定的時間後，壓榨去渣、過濾澄清，貯入瓶中即可飲用。浸泡時間因材料的不同而不一，一般約為十五天～三十天，但浸泡時間愈長其品質愈好，惟最多不應超過六個月。冷浸法最適用於含有揮發性或有效成分遇熱易被破壞的植物性材料。這個方法所需時間比較長、成分不易完全析出，材料浸製後膨脹佔用容器內體積爲其缺點。

熱浸法則是將藥物、材料清理洗淨後晾乾，然後切碎或研爲粗末，置於耐熱容器中，注入一定量的白酒或黃酒，再隔水或用蒸氣加熱至沸騰，取出候冷，再改置於缸或甕、瓶、罈中均可，繼續密封浸泡一定的時間後，壓榨去渣、過濾澄清、貯入瓶中即可飲用。熱浸法的浸泡時間一般約爲一～三個月，此法能加速材料成分的浸取速度，而且不會因爲溫度過高而損失酒內成分，也適合於自製。

一般而言，冷浸法因爲較爲簡單易作，故較爲大衆所接受，其用酒量與材料量的比例大約爲十比一，即五百公克的白酒可浸泡五十公克左右的材料。在冷浸過程中要注意經常攪拌或搖晃，以加速有效成分的析出。在冬天浸製時，所需的時間應稍爲長一些。若用熱浸法時，其置於火上煮沸的時間不宜過長，一般爲沸騰後三～五分鐘即可，以免酒的成分被揮發掉。內服用的養生藥酒可酌加冰糖或蜂蜜等甘味料一同浸泡，以矯其味並適口，但爲恐糖分在酒中發酵變質亦可不加，而在飲用前視個人口味之需求另行加入冰糖或蜂蜜調味。

# 7 材料及容器的選擇

凡是植物類的花、莖、葉、根、皮、果實、種子或動物類的中藥材，如鹿茸、蛤蚧、海馬、蝮蛇、虎骨、阿膠等皆可作爲養生藥酒的浸製材料。而五穀類的米、麥、黍及水果類的葡萄等因已被大量的採用爲釀酒的基本材料，故已不被用爲養生藥酒的浸製材料。

一般所使用的材料可以選擇只用一種或把多種材料混合使用，如中藥複方藥酒。惟把多種材料混合浸酒之後，各種材料的特徵將變薄，以致成爲沒有獨特風味的酒或變成混濁酒。因此，筆者建議，還是單浸製一種材料的單味酒比較理想，而將多種單一材料浸製的單味酒，依四季氣候的變化及個人體質的需求或口味嗜好，按一定比例混合而成爲一杯特殊風味的「養生鷄尾酒」，夏天或加冰塊，冬天或加溫飲用，如此風味就會顯得特殊而老少咸宜、樂趣無窮，增加了許多生活上、保健上的情趣，不亦快哉！

炮製養生酒所使用的材料一定要特別注意其新鮮與潔淨，有腐爛、發霉、異味、蟲蛀等變質現象及有其他污染的材料，如殘餘農藥、殺蟲劑等，均必須丟棄，不得使用。

選擇好了浸製的材料之後，就要考慮用何種酒類爲宜，前文曾提到浸製養生藥酒以白酒與黃酒爲宜，而一般都以三十五度左右的白酒最爲合適。乙醇（酒精）的度數愈高，浸透力就愈強，能夠很有效地把成分浸出來。在台灣，一般以「米酒」、「米酒頭」或「高粱酒」最爲普遍。當然，「威士忌」、「白蘭地」、「伏特加」也可以使用，只是這些酒不是本身已有獨特的香味，就是價錢昂貴，不符合經濟實惠的原則。

依公賣局的產品標示可知，「米酒」之酒精度爲二十二度，「米酒頭」之酒精度爲三十五度，而「特級高粱酒」，即俗稱的「白金龍」爲五十七～五十九度之間。讀者可依材料的內容及本身對酒精度的喜好，選擇適宜的酒類來浸製。如酒精度過低，則材料中的有效成分不易析出，且有易使酒變質之弊；若酒精度過高，卻又會使材料中的少量水分被酒吸收，致材料的質地變硬，亦有礙於有效成分的析出，從而影響到養生藥酒的質量和作用，故不得不愼重考慮。一般而言，寧可選擇酒精度較高的酒類來浸泡，飲用時再用水或果汁稀釋，使含酒量降低，增加適口性。

甘味料的添加不僅可以加強味道的芬芳，同時也可緩和酒的烈性、防止惡醉。通常以冰糖的使用最爲理想，而對於糖尿病等忌糖的人，則可以使用蜂蜜或果糖，不僅易於溶化，對女性的美容上來說更具效果。此外也有少數人使用中藥材中的「甘草」或「宋陳」來當作甘味料使用。

浸製養生藥酒的容器，用玻璃或陶、瓷製成的缸、甕、罎、瓶皆可，只要蓋子能蓋得很緊不會致使酒精蒸發掉，那一種形態的容器皆可使用，惟不能使用塑膠製品。大量浸製時當然以缸、甕、罎爲宜。而一般在家庭自製時，筆者建議以「寬口」之玻璃瓶爲宜，最好是選擇有顏色的玻璃瓶，比較不容易透光，以避免變質。而裝入玻璃瓶後必須密封，並於蓋子上用油紙或玻璃紙覆蓋，再於瓶身上貼上一張寫有材料名及浸製日期的紙片，如此可作爲下次浸製時的參考。無論使用那種容器，其重心皆必須穩固以免傾覆。而使用前必須洗淨、用滾開水燙過、倒置，等容器中的水氣完全乾後再使用，以免影響到浸製的品質。

浸製完成後，貯藏的場所應選擇日光所不能直射之處，例如：地窖或地下室等整年溫度變化極微的陰涼場所，但切忌置於冰箱之中以避免不必要的變化。在家庭自製來說，可將容器放入厚紙箱中，再置於床下或壁櫥中。但不要忘了必須經常搖晃，使下沉的材料或甘味料易於溶化而析出成分。

# 8 養生酒的服用與禁忌

凡是養生藥酒都含有一定量的乙醇（酒精），雖然可用來防治疾病、保健身體，但若是過量飲用則會損害人體健康，因此飲用養生藥酒必須適量，才能揚長避短，充分發揮養生健身的作用而不傷害到人體，故每一種養生藥酒均有一定的療效和服用法、禁忌等。服用時必須注意以下幾個方面：

一、養生藥酒的應用範圍，目前仍有一定的限制，不能百病皆治、百病皆用。況且每個人的體質、體能狀況皆不相同，對某些疾病來說，雖然療效迅速可靠，但並非每個人都能適應，故最好能請教有經驗的中醫師，先辨明自己體質的「陰、陽、表、裏、寒、熱、虛、實」，再選擇適合自己體質與需要的養生藥酒來飲用爲宜。切勿人云亦云、自作聰明。

二、服用時必須根據每一處方的用量及本人對酒精的耐受力來決定，不善飲酒者，初期可適當減少用量或酌加溫開水、果汁加以沖淡飲用，等適應之後再按原量飲用。

三、爲了充分發揮養生藥酒的功能並減少其副作用，在服用的時間上必須嚴守規定。飯前服，一般係指飯前十～三十分鐘服用，如此可使酒中之有效成分迅速進入腸胃，充分被吸收。飯後服，可在飯後十五～三十分鐘飲用，此時因胃中仍留有食物，可減輕酒對胃腸的刺激。睡前服，係指睡前十五～三十分鐘服用，如此才能及時入眠。

四、飲用量一般是每次十～三十毫升，大約是小酒杯一杯之量，每天服用二～三次，或依體質、體能及所飲藥酒的性質、濃度而調整。飲用時並應注意下列禁忌，如：妊娠婦女不宜飲酒、行經期不宜服用活血功能較強的藥酒、有肝病、心臟病、高血壓及對酒精過敏者應當禁用或愼用，老年人飲用尤須注意飲用後有無不良反應，如：易醉、嘔吐、眩暈、心跳加快、血壓升高等，若有則應立即停止飲用或在中醫師的指導下飲用。

五、服用養生藥酒後應禁服其他藥物，尤其是西藥，或至少間隔二十四小時之後再服，以免因酒的作用而增強某些藥物的毒性，或引起其他的副作用，造成生命危險。

六、前人的經驗認爲：飲用養生藥酒後不宜進行房事、不可頂受風寒、不宜食醋、不宜立即針灸。血虛之人不宜多飲，而服用時期以秋冬寒冷季節爲好，夏天一般應停止服用，若爲慢性病或爲強身健體之用則不受此限。

七、除了補益類的養生藥酒，最好不要長年飲用，以避免治之失誤及防止不良的副作用，尤其是在長期飲用某種養生藥酒而療效不顯或產生明顯之副作用時，應立即暫停。尤其不可將養生藥酒當成一般的酒類來飲用。

# 9 材料的計量對照

## 一、重量

1 公斤(Kg)＝1000 公克(g)＝1.66667 台斤

1 台斤＝16 台兩＝0.6 公斤＝600 公克＝1.2 市斤

1 市斤＝0.5 公斤＝500 公克＝0.83333 台斤

1 公克＝1000 毫克(mg)

1 兩＝10 錢＝37.5 公克

1 錢＝10 分＝3.75 公克

1 分＝10 厘＝0.375 公克

1 公克≒2 分 7 厘

2 公克≒5 分 3 厘

3 公克≒8 分

4 公克≒1 錢 7 分

5 公克≒1 錢 3 分 3 厘

6 公克≒1 錢 6 分

7 公克≒1 錢 8 分 7 厘

8 公克≒2 錢 1 分 3 厘

9 公克≒2 錢 4 分

10 公克≒2 錢 6 分 7 厘

## 二、容量

1 公升(l)＝10 合＝1000 毫升 (ml)＝0.55435 台升

1 台升＝1.80391 公升＝1803.91 毫升

1 湯匙≒10 毫升(ml)

1 小杯≒10～20 毫升

1 茶杯≒150～200 毫升

1 小碗≒150 毫升

1 大碗≒400～600 毫升

爲求統一起見，本書所收錄之處方一律以公制爲單位，如公克(g)、公斤(kg)或公升(l)、毫升(ml)。如果讀者有蒐集到傳統處方以斤、兩、錢、分、厘來標明時，可參酌上列對照，自行換算成公制，其間若有誤差，應查閱原處方之來源、朝代，再作古今衡量上的換算。

# 第二章 蔬果類製成的養生酒

# 1 蘋果酒

【材料】蘋果一公斤、檸檬一個、冰糖二〇〇公克、米酒頭三瓶（台灣省菸酒公賣局出品，一．八公升裝，以下皆同）。

【作法】(1)將蘋果連皮洗淨，用布擦乾後切成八片，連種子一起放入寬口瓶中，加入冰糖及酒。

(2)檸檬削掉綠色外皮，果肉切成輪片狀，一起放入(1)中，以預防蘋果變色，並增加酸味。

(3)三個月後將蘋果及檸檬取出，過濾後移到細口瓶內貯放即可飲用。

【用法】(1)每次適當的飲用量爲一小杯（約二十毫升），一日最多飲用三杯，飯後飲用爲宜。

(2)蘋果酒甘甘酸酸，非常爽口，除了直接飲用外，亦可用冷開水稀釋飲用。

(3)本酒與其他的養生酒都很相配，可作爲「養生鷄尾酒」的基本酒。

【功效】蘋果含有豐富的蘋果酸、檸檬酸、酒石酸等有機酸及葡萄糖、果糖、果膠及維他命C等，有潤肺悅心、開胃制酸、補中益氣及清熱化痰之功效，故能**消除疲勞、增進食慾、通便止瀉、防止日曬**使皮膚美化。

**【備忘】**(1)顏色鮮美、味道甘甜的蘋果適合於生吃，較不適合於浸製水果養生酒。原產於美國的「紅玉」蘋果因酸味較強，最爲適用，而青色蘋果亦可。

(2)市售的蘋果，尤其是外國進口的，表皮上都塗有一層臘以資保鮮及增加光澤，故浸製之前務必要仔細的洗淨除臘。除臘的方法是將蘋果在滾熱的水中浸泡三秒鐘後即刻撈起，放在冷水中洗去臘質即可。

(3)利用蘋果汁發酵製成蘋果酒亦可，但其風味與本酒有別，讀者不妨試製比較。

# 2 檸檬酒

【材料】檸檬一公斤、冰糖二〇〇公克、米酒頭三瓶。

【作法】(1)將檸檬用水洗淨，去除皮上的臘質並擦乾水分後，輪切成四片，放入寬口瓶中，加入冰糖及酒。

(2)兩個月後取出檸檬，過濾後移到細口瓶貯放。

【用法】(1)一次限飲三十毫升，飯前飲用爲佳，不可過量。

(2)檸檬酒呈美麗的黃色，又有很強烈的香味，與蘋果酒一樣可以直接喝，也可用開水稀釋後再喝，或與其他的養生酒調配成養生鷄尾酒。

【功效】檸檬爲水果中含維他命C較多的一種，富含檸檬酸、酒石酸、葡萄糖等，能生津止渴、健脾開胃、消除疲勞、增進食慾，有催眠、補血、抗癌、美容等效果，並能預防心血管疾病，並防止日曬。

【備忘】(1)檸檬表皮臘質之去除法與蘋果除臘法相同。

(2)新鮮的檸檬皮經除臘、乾燥後可作爲芳香性健胃藥，亦可將之磨成粉作爲增進食慾劑。

# 3 鳳梨酒

【材料】鳳梨一公斤、冰糖二〇〇公克、米酒頭三瓶。

【作法】(1)將鳳梨刷洗乾淨並拭去水分後，切掉頭尾部分、不剝皮連心一起縱切成梳子形，大小以可置入寬口瓶爲度，再加入冰糖及酒。

(2)三個月後取出過濾，貯入細口瓶中飲用，香甜可口。

【用法】(1)一次飲用二十毫升，一日三次爲宜。

(2)不善飲者可混合蘇打水或開水稀釋飲用，夏天加冰塊飲用甘美可口。更可與其他之養生酒調配成養生鷄尾酒。

(3)果肉亦可食用。

【功效】鳳梨含有豐富的葡萄糖、果糖、蔗糖等糖類及檸檬酸、蘋果酸、蛋白質、維他命C、A等，能消化溶解肉類蛋白質，所以有幫助消化和吸收的功能，飲後能**消除疲勞**、**增進食慾**、**促進消化**、**整腸**等，對腎炎、高血壓、支氣管炎等症均有防治之功效。

【備忘】(1)鳳梨應選用新鮮、果形飽滿碩大、果身硬挺、果皮帶黑者爲佳。過熟者果身柔軟、濃香外溢，少用爲宜以免酒變混濁。

(2)由於接近果皮的地方含有大量的維他命C，所以建議以**不削皮**爲原則。

## 4 葡萄柚酒

【材料】葡萄柚一公斤、冰糖二〇〇公克、米酒頭三瓶。

【作法】(1)將葡萄柚洗淨，去除皮上的臘質並擦乾水分後，連皮輪切成四片，放入寬口瓶中，加入冰糖及酒。

(2)三個月後取出過濾，移到細口瓶貯放。

【用法】(1)一次限飲二十毫升，一日三次。

(2)可直接飲用，亦可混合蘇打水或開水稀釋飲用。也可作爲養生鷄尾酒之基本酒。

(3)飯前、飯後皆可飲用。

【功效】葡萄柚含有豐富的檸檬酸、酒石酸、維他命C等，具有美麗肌膚、消除疲勞的效果。而果皮中的成分更能強化毛細血管壁，具有預防高血壓之效。

【備忘】(1)葡萄柚分爲白肉與紅肉兩種，浸製養生酒以白肉種較好。可選皮黃色而甸重者。

(2)葡萄柚皮的藥效較果肉有過之而無不及，故建議連皮一起浸製。亦可將柚皮曬乾或陰乾後，拿來泡茶喝，效果也不錯。

(3) **柚子酒**之作法與本酒同，功效亦同。

## 5 金橘酒

【材料】金橘六〇〇公克、冰糖二〇〇公克、米酒頭三瓶。

【作法】(1)將金橘洗淨，拭去水分後，用牙籤把蒂去除、不必切，一個個放入寬口瓶中，加入冰糖及酒。

(2)兩個月後取出過濾，移到細口瓶貯放。

【用法】(1)一次限飲二十毫升，一日二次爲宜。睡前飲用有發汗之作用，可治療輕微之初期感冒。

(2)本酒芳香可口，但不可飲用過量。

【功效】金橘又名金桔，含有金橘甙、維他命C等多種礦物質及維生素，具有強化毛細血管的作用，能**健胃**、**發汗**、**鎮咳**、**消除疲勞**及**治療感冒**。對**高血壓**、**血管硬化**及**冠心病**均有療效。

【備忘】(1)金橘有圓形與橢圓形兩種，均可用來浸製。

(2)浸酒後取出的金橘，用砂糖加以醃製來吃，則有**止咳**的效果。

# 6 草莓酒

【材料】草莓一公斤、冰糖二〇〇公克、米酒頭三瓶。

【作法】(1)將草莓洗淨、去蒂，拭去水分後，放入寬口瓶中，加入冰糖及酒。注意不要傷到果肉。
(2)三個月後取出過濾，移到細口瓶貯放。
(3)若為了增加酸味，可加入去皮切成輪片的檸檬一～二個。

【用法】(1)一次限飲二十毫升，一日二～三次。
(2)本酒色美豔紅，可直接飲用或稀釋飲用，亦可與其他之養生酒調配成雞尾酒。

【功效】草莓含有豐富的蘋果酸、檸檬酸、糖質、礦物質及維他命C、A等，能**消除疲勞**、**預防感冒**、**消除肝斑**、**面皰**等。

【備忘】(1)草莓要選用新鮮將成熟的，最好是頭部紅色、下半部薄紅的。不成熟的草莓浸出之顏色及味道均不好。太成熟的會使酒變混濁。
(2)由於草莓是一種果肉外露，無外皮保護的水果，洗滌時要注意農藥殘餘的問題，最好用鹽水多沖洗幾次爲宜。

(3)浸酒後取出之草莓，可以絞乾加入砂糖煮成可口的草莓醬，風味絕佳。

# 7 橘子酒

【材料】橘子一公斤、冰糖三〇〇公克、米酒頭三瓶。

【作法】⑴將半公斤的橘子洗淨、去臟，拭去水分連皮切成輪狀並置入寬口瓶中。

⑵另外半公斤的橘子把皮剝掉不用，亦切成輪狀置入寬口瓶中，同時加入冰糖及酒。

⑶兩個月後取出過濾，移到細口瓶貯放。

【用法】⑴一次限飲二十毫升，一日二次，飯前飲用爲宜。

⑵橘子酒呈琥珀色，甘甜而爽口、香醇，除了直接飲用外也可加水稀釋，更可製成鷄尾酒。但要注意不可過量飲用。

【功效】橘子含有桔皮甙、檸檬酸、蘋果酸、枸橼酸，胡蘿蔔素、果糖、蛋白質及維他命C等，具有潤肺、止咳、化痰、健脾、順氣、止渴、消除疲勞、增進食慾的功能。果皮含有芳香性的精油及配糖體，能強化毛細管壁，對**風邪、胃部不適、消化不良、高血壓、冠心病、急慢性支氣管炎、血管硬化、老年咳嗽氣喘**、皮膚美容等皆有效果。

【備忘】⑴橘子的種類很多，但以選用小粒而酸味強烈、果肉結實、果皮富於光澤的爲宜。

⑵因爲橘皮苦澀，若全部浸製則味道不佳，所以採取一半去皮，一半浸製，並取其寒熱性味之中和。

⑶**柳丁（柳橙）酒**的作法與橘子酒相同。

# 8 李子酒

【材料】李子一公斤、冰糖三〇〇公克、米酒頭三瓶。

【作法】⑴將李子洗淨，拭乾水分後置入寬口瓶中，注意不要弄破果肉。再加入冰糖及酒。

⑵五個月後取出過濾，移到細口瓶貯放。

【用法】⑴一次限飲二十毫升，一日三次。

⑵李子酒是色、香、味俱全的養生酒。可直接飲用，亦可稀釋飲用，也可製成鷄尾酒。

⑶睡前飲用有助於安眠。

【功效】李子含有葡萄糖、果糖、蔗糖、檸檬酸、蘋果酸、酒石酸及維他命C等，具有**消除疲勞**、**增進食慾**及**解熱**、**催眠**之功效。

【備忘】⑴李子的品種很多，其味道、顏色、果實的大小各有不同，最好是選擇本地生產的小粒李子爲宜。至於進口的加州李子大而多汁，比較適合生吃。

(2)若患輕微感冒時，可在睡前飲用一小杯李子酒，然後就寢，常有意想不到的效果。

# 9 梅酒

**【材料】**青梅一公斤、冰糖五〇〇公克、米酒頭三瓶。

**【作法】**(1)將青梅洗淨，拭去水分後，置入寬口瓶中，再放入冰糖及酒，注意不要弄破果肉。

(2)三個月後取出過濾，移到細口瓶中，即可飲用。但浸製一年左右，風味最好。取出之梅子可以生吃，能增進食慾。

**【用法】**(1)一次二十毫升，一日三次。由於香醇可口，容易使人不自覺而飲用過量，因此宜加自制。

(2)梅酒呈琥珀色，可直接飲用或加蘇打水稀釋飲用，因其富於協調性，也可與任一種養生酒調配成養生鷄尾酒。

**【功效】**青梅含有大量之檸檬酸、蘋果酸、酒石酸、琥珀酸，有生津止渴、斂肺澀腸、抑菌安蛔等作用，對**恢復疲勞**、**增進食慾**、**催眠**、**止瀉**、**鎮痛**等有顯著之功效。

**【備忘】**(1)梅子的品種很多，但以果實較大而成橢圓形、果肉較厚、酸味較強、種子較小的最爲適當。浸製時宜選擇新鮮、不太成熟的爲佳，色黃而萎軟的並不適用。

(2)取出生吃的梅子，把種子打破取出果仁，放到瓶子中，注入米酒，則可作爲梅仁酒。因梅仁含有苦杏仁甙，打碎後由於酵素分解會發生廣泛的療效，且風味獨特，讀者不妨一試。

# 10 楊桃酒

【材料】楊桃一公斤、冰糖三〇〇公克、米酒頭三瓶。

【作法】(1)將楊桃洗淨，拭去水分後切成小塊，與冰糖一起放入寬口瓶中，再注入酒。

(2)三個月後取出過濾，移到細口瓶中。

【用法】每次飲用以三十毫升爲宜，一日二次，不可過量。

【功效】楊桃含有草酸、檸檬酸、蘋果酸、蔗糖、果糖和葡萄糖，能清熱、生津、利水、解毒。由於楊桃能清涼降火、潤肺，故夏天飲用最佳。平時飲用可**恢復疲勞**、**預防口腔疾病**、**止咳化痰**，對於講話過多引起的**喉嚨疼痛**、**聲音沙啞**有顯著之功效。

【備忘】楊桃要選擇將熟、果肉飽壯、外表無傷痕的爲宜。太熟的會使酒液混濁，太生的味道則不佳。酸味較強的尤其適合浸製。

# 11 香蕉酒

【材料】香蕉一公斤、檸檬四個、米酒頭三瓶。

【作法】⑴把香蕉的皮剝掉，配合容器的大小切段。
⑵檸檬去皮，切成一公分左右的輪片。
⑶將香蕉及檸檬放入寬口瓶中，再注入酒。
⑷兩個月後取出過濾，貯入細口瓶中即可飲用。

【用法】⑴一次飲用量以三十毫升爲宜，飯前飲用最佳。
⑵香蕉酒是風味絕佳的水果酒，無論直接飲用或加冰塊、蘇打水稀釋飲用，都是很可口的飲料。也可製成鷄尾酒。

【功效】香蕉含有大量的檸檬酸、糖質、維他命C等，熱量很高，能**潤肺滑腸**、**降低血壓**，有**消除疲勞**、**增進食慾**及**增強體力**、**補充營養**等功效。

【備忘】⑴香蕉應選擇新鮮剛成熟的爲宜，皮色青而硬者風味不佳，熟軟而皮黑者會使酒液混濁。
⑵爲避免酒變混濁，可將香蕉切段後置入絹袋內，再放入寬口瓶中浸泡，

達到過濾之作用。

(3)由於香蕉甘甜，糖分很多，故不用再加冰糖。

# 12 龍眼酒

【材料】龍眼肉（俗稱桂圓）一公斤、冰糖二〇〇公克、米酒頭三瓶。

【作法】⑴將龍眼肉及冰糖放入寬口瓶中，再注入酒。
⑵兩個月後取出過濾，貯入細口瓶中即可飲用。

【用法】⑴一日的飲用量以三十毫升爲宜。
⑵直接飲用或稀釋飲用皆可。
⑶可與其他之養生酒調製成鷄尾酒，不但味道更芬芳，且有助於藥效。

【功效】龍眼又名桂圓，含有葡萄糖、蔗糖、酒石酸及含氮物、蛋白質、脂肪等，有益心脾、補氣血、鎭靜神經之功效，可治**神經衰弱、更年期婦女失眠健忘**、**心煩汗出**等症，並可作產後、病後之補品。

【備忘】生藥龍眼肉係龍眼果實成熟時採摘、烘乾或曬乾、剝去果皮而取出之假種皮。因其糖質豐富，故冰糖可以酌減或不加。購買龍眼肉時宜選擇片大、肉厚、質細、味濃者爲佳。

# 13 無花果酒

【材料】無花果一公斤、冰糖三〇〇公克、米酒頭三瓶。

【作法】⑴將無花果洗淨，拭去水分後，去柄並縱切兩半，置入寬口瓶中，加入冰糖及酒。

⑵兩個月後取出過濾，貯入細口瓶中即可飲用。

【用法】⑴一日飲用量約三十毫升，可以在自己喜歡的時間飲用。

⑵直接飲用、稀釋飲用或調製成鷄尾酒皆可。

【功效】無花果含有豐富的葡萄糖、果糖、檸檬酸、蘋果酸、維他命C、錳等礦物質及蛋白質分解酵素，故有消除疲勞、促進快便、緩和疼痛之作用，對**貧血症**、**神經痛**、**風濕痛**、**便祕**有效。

【備忘】⑴任何品種的無花果皆可使用，但要選擇新鮮、熟透、果肉肥厚的爲佳。

⑵若要增加風味，可以加入兩個去皮的檸檬。

⑶無花果之葉片含有降血壓之物質，乾燥後可以熬茶水來飲用，具有降血壓之作用。

# 14 櫻桃酒

【材料】櫻桃一公斤、冰糖二〇〇公克、米酒頭三瓶。

【作法】⑴將櫻桃洗淨、拭去水分，去柄後放入寬口瓶中，再加冰糖及酒。注意不要弄破果肉。

⑵三個月後取出過濾，貯入細口瓶中即可飲用。存放六個月後風味更佳。

【用法】一日飲用量以三十毫升爲宜，因本酒顏色鮮紅，喝起來爽口，很容易過量。除了直接飲用外，也可與其他之養生酒調配成不同風味的鷄尾酒。

【功效】櫻桃富含蘋果酸、檸檬酸、酒石酸等有機酸及葡萄糖、果糖、蔗糖等，故對**消除疲勞**、**增進食慾**及**感冒**、**失眠症**等非常有效。

【備忘】櫻桃大部分自美國及日本進口，外表鮮紅色及黃色的櫻桃甘甜可口，適合生吃。浸製養生酒的櫻桃以酸味較強、成熟時外側是濃紫色、果肉呈黑色的小粒品種較爲理想。

# 15 木瓜酒

【材料】木瓜一公斤、冰糖三〇〇公克、米酒頭三瓶。

【作法】⑴選取成熟之木瓜，仔細的洗滌、拭去水分後切成輪狀，皮及種子皆要使用不要丟棄，置入寬口瓶中，再加入冰糖及酒。

⑵六個月後取出過濾，貯入細口瓶中即可飲用。若密封一年以上再取出飲用，風味及藥效更佳。

【用法】一日飲用量以三十～四十毫升爲宜，因其香氣很濃、味道醇美，故要注意不要喝太多。除了直接飲用外，也可稀釋飲用或調製成鷄尾酒。

【功效】木瓜含有果糖、蔗糖等糖類及檸檬酸、蘋果酸、酒石酸等，功能舒筋、祛濕，主治**筋脈拘攣**、**腰膝痠痛**、**腳氣濕痺**等症，因此對**消除疲勞**有很好的作用，同時能**整腸**，故對**下痢**及**腹痛**也有效果。

【備忘】木瓜要選擇剛成熟、果皮無任何損傷者爲佳。一般來說，橢圓形的果實、掂在手上稍有重量的較爲理想。熟透的木瓜浸製起來的風味較差。

# 16 桑椹酒

【材料】桑椹五〇〇公克、檸檬三個、冰糖二〇〇公克、米酒頭三瓶。

【作法】⑴選用成熟的桑椹，太過熟的與昆蟲吃過的要剔除掉，洗淨、拭乾水分後放入寬口瓶中，再將檸檬去皮切成輪片後放入，最後放入冰糖及酒。

⑵三個月後取出過濾，貯入細口瓶中即可飲用。

【用法】一天之飲用量以三十毫升爲宜。桑椹酒爲美麗的紅紫色，直接飲用或稀釋飲用皆可。若與梅酒等量混合而喝更爲可口而有效。當然也可製成鷄尾酒。

【功效】桑椹含有蘋果酸、葡萄糖、葉紅素等，而檸檬亦含有多量的檸檬酸、酒石酸及維他命C等，對**消除疲勞**、**增進食慾**很有幫助，同時對滋養、強壯及**貧血**也有效果。

【備忘】桑椹酒如果喝太多，血壓反會升高。若不用桑椹，而改用桑樹根皮的「桑白皮」浸製成「桑酒」，則能預防與治療高血壓，且有止咳之功效。雖然同是從桑樹採取，但因使用部位的不同，藥效也就不同。

# 17 西芹酒

【材料】西芹（荷蘭芹）二〇〇克、冰糖一〇〇公克、米酒頭三瓶。

【作法】(1)將西芹的葉、莖洗淨、拭去水分後，切成二公分長放入寬口瓶中，再加入冰糖及酒。

(2)兩個月後取出過濾，貯入細口瓶中即可飲用。

【用法】(1)一日飲用量二十毫升，一日二次爲宜。與梅酒混合喝味道不錯。

(2)因香氣很濃，所以用開水稀釋之後飲用較爲適當。但不適宜配合其他酒類，故不宜調配成鷄尾酒。

【功效】西芹含有鈣、維他命A、$B_2$、C等及芳香精油，對血液有淨化作用，能**消除疲勞**、**鎮靜**、**健胃**。貧血的人可以每天連續飲用。

【備忘】宜選用濃綠色、葉小、新鮮的荷蘭芹菜。老葉要揀除掉，因爲老葉會浸出苦味，較不理想。新鮮的荷蘭芹用果菜機打汁後直接飲用，亦有防治**高血壓**及**便祕**的效果。

# 18 黑豆酒

【材料】黑豆六〇〇公克、冰糖三〇〇公克、米酒頭三瓶。

【作法】⑴將黑豆洗淨，拭去水分後，放入熱鍋中乾炒，熟後待其涼透即置入寬口瓶中，再放入冰糖及酒。

⑵三個月後取出過濾，貯入細口瓶中即可飲用。

【用法】黑豆酒隨時可飲用，一次量約三十毫升。直接飲用、稀釋飲用或調製成鷄尾酒皆可。

【功效】黑豆含豐富的植物性蛋白，依本草綱目的記載，黑豆可「治男子中風、陰毒腹痛、小便尿血、婦人產後一切中風諸病」。故可預防、治療**高血壓**及**血尿**。其主要的功效在於**固元補腎**、**恢復疲勞**、**增進體力**，是中老年人最適宜的養生酒。

【備忘】宜選用青仁黑豆，有蟲蛀的應予剔除。黑豆在食物中毒時可以作為解藥，也可作爲止咳藥。浸泡後用果菜機磨成黑豆漿，深具營養價值。

# 19 香菇酒

【材料】乾香菇一〇〇公克、冰糖五〇公克、米酒頭三瓶。

【作法】(1)將乾香菇及冰糖放入寬口瓶中，再加入酒。
(2)兩個月後取出過濾，貯入細口瓶中即可飲用。浸過之香菇可拿來燉食鷄湯。

【用法】(1)一日飲用量三十毫升，早晚各一次。
(2)心情焦躁、精神不安的人，睡前飲用較佳。
(3)直接飲用或調製成鷄尾酒亦可。

【功效】香菇含有多種人體所必須的氨基酸、鈣、磷、鐵等礦物質及維他命B、$B_{12}$、C及多醣類物質，有益氣、除風、和血、化痰之功用，可提高人體的免疫力、預防癌症、降低血中膽固醇、加速血液循環、降低血壓、預防動脈硬化、鎮靜焦躁不安的神經，能治療**食慾不振**、**貧血**、**肝硬化**、**腫瘤**、**高血壓**等病症。是男女老幼俱宜之保健養生酒。

【備忘】香菇之品種很多，產季亦各有不同，但以冬菇及段木栽培之菇較受歡迎。

浸製時要選用乾品才能浸出香味。

# 20 大蒜酒

【材料】大蒜八〇〇公克、冰糖五〇〇公克、米酒頭三瓶。

【作法】(1)去掉大蒜外皮剝成小瓣，然後剝掉瓣上薄皮並切成數片，放入寬口瓶中，再加入冰糖及酒。

(2)放置三個月後即可飲用，酒中的大蒜不必取出。大蒜酒浸製時呈麥芽色、具有很強烈的臭味，若置放一年以上，則臭味會逐漸消失而變爲琥珀色。

【用法】(1)一日之飲用量以三十毫升爲宜。因大蒜具有很強烈的臭味，故以睡前飲用較爲適當。

(2)直接飲用或稀釋飲用皆可。僅適合與梅酒等量混喝，不宜與其他之養生酒調配。

【功效】大蒜含有蛋白質、脂肪、糖類、鈣、磷、鐵、鋅、硒、銅、鎂、鍺等礦物質，其蒜辣素可與維他命 $B_1$ 結合，增進新陳代謝之功能及殺蟲、消腫、健胃、祛風、通竅、下氣等作用，故可**消除疲勞**、**健胃整腸**、**降低血中膽**

固醇、增強感冒的抵抗力，並可防治高血壓、動脈粥樣硬化、冠心病，具有治癒手腳冰冷、月經不順、月經困難、安定精神、治療不眠症的多重效果。

【備忘】大蒜自古以來即被中外視爲強精之藥，其功效非常卓著，但如果大量攝取，則易貧血或殺死腸內的有益細菌，故不可食用過量，特別是空腹時尤忌飲用。

# 21 生薑酒

【材料】生薑一五〇公克、冰糖一〇〇公克、米酒頭三瓶。

【作法】⑴將生薑洗淨、拭去水分，連皮切成薄片置入寬口瓶中，再放入冰糖及酒。

⑵五個月後取出過濾，貯入細口瓶中即可飲用。

【用法】一日飲用量以三十毫升爲宜。**感冒初起時，可用熱開水稀釋，於睡前飲用。**直接飲用或調製成鷄尾酒也非常適合。

【功效】生薑含有蛋白質、糖、維他命等物質、植物殺菌素及薑油等，具有**活血、祛寒、除濕、發汗、增溫、健胃止嘔、消腫**之效。其獨特的芳香與辛辣之味，能暖和身體，對初期的感冒有一定的功效，同時能刺激胃腸、促進胃液的分泌，故對**胃弱、食慾不振、宿醉**均有功效，亦可**防止肝臟和血清膽固醇的蓄積**。

【備忘】嫩薑或老薑皆可用，但以**老薑之功效較佳**。一般可作爲飯前酒來飲用。

# 22 辣椒酒

【材料】紅辣椒二十條、檸檬四個、米酒頭三瓶。

【作法】⑴紅辣椒洗淨、拭去水分，整條不切，直接放入寬口瓶中，檸檬去皮切成輪片亦放入瓶中，再加入酒，並密栓置於陰涼之處。

⑵一個月後，待酒變成粉紅色，先取出辣椒，檸檬則等兩個月後再取出，過濾後貯入細口瓶中。

【用法】⑴因為辛辣的味道會灼傷舌頭，故一次飲用以二十毫升為宜。飲用時用開水稀釋，並加一杯蜂蜜較為適口。

⑵用於增進食慾時，要在飯前喝。用於虛冷症時，則早晚飯後各飲用一次。

【功效】紅辣椒含有蛋白質、脂肪、胡蘿蔔素及豐富的維他命A、C及鈣、磷、鐵等礦物質，有祛風、行血、散寒、解鬱、導滯和開胃之功效，對於食慾不振和虛冷症有效，可防治**風濕疼痛**、**關節炎**、**凍傷**、**氣管炎**並可**健胃**。冬天手腳冰冷、無法睡覺的時候，飲用少量辣椒酒可暖和身體，利於入睡。

【備忘】辣椒宜選用紅色、新鮮、表皮有光澤、形體長者為佳。若選用小品種的紅辣椒，則數量比例要增加。辣椒因刺激性強，患有炎症性疾病如：胃潰瘍、胃腸炎、食道炎、牙疼、喉疼、痔瘡及高血壓等病的人不宜飲用。

# 23 松葉酒

【材料】松葉四〇〇公克、冰糖一五〇公克、米酒頭三瓶。

【作法】(1)將松葉（即松針）洗淨、晾乾，用剪刀剪成二、三公分長，置入寬口瓶中，加入冰糖及酒。

(2)將瓶蓋輕蓋上不要密閉，以免產生瓦斯，致使瓶子破裂。

(3)三個月後取出過濾，貯入細口瓶中即可飲用。

【用法】(1)一次飲用二十毫升，一日以三次為宜。用開水稀釋後飲用較為好喝。

【功效】松葉含有維他命A、C、K等十幾種精油，有強化血管壁的作用，及促使血行順暢，對於**中風**、**高血壓**、**心臟病**、**關節痛**、**神經痛**及**風濕痛**有效。

【備忘】(1)松樹的種類很多，最常見的為紅松與黑松。而具藥效的是紅松，選用時要特別注意。紅松的樹皮是褐色的、葉子比較柔軟，多生於平地及山野。台灣常見的品種為馬尾松。

(2)松葉加酒後，因酒精發酵，可能產生氣體使瓶子破裂，故浸泡時只要蓋上蓋子不要密栓。

(3)不用酒而改用水來製造松葉酒亦可。將等量的松葉與冰糖，一層松葉一層冰糖的舖陳在寬口瓶中，注入開水後輕輕的蓋上，放在日光能照射到的地方，晚上再拿進屋內，一週後瓶中會發酵起泡，一個月後取出過濾即可飲用。

# 24 洋葱酒

【材料】洋葱三個、冰糖一〇〇公克、紅葡萄酒一瓶（約六〇〇毫升）。

【作法】將洋葱洗淨、去掉茶色外皮，拭去水分後，切成片狀與冰糖一起放入寬口瓶中，再注入紅葡萄酒，密栓置於陰涼的處所。五天後取出過濾，貯入細口瓶中，放到冰箱中冷藏保存。浸泡過的洋葱可以取出直接食用。

【用法】一次飲用量二十毫升，一日以三次爲宜。不善飲酒的人可加開水稀釋後飲用。

【功效】洋葱含有二稀丙基二硫化物、硫氨基酸、半胱氨酸及抗氧化作用的硒，對**降低血脂**、**防治心血管病**，**高血壓**有一定的療效，且有**抗衰老**、**抗癌**之作用，能使人延年益壽。而紅葡萄酒有補血之作用，對於貧血和虛寒體質有相當的療效，可治**神經衰弱**、**虛勞**、**消除疲勞**並**美容養顏**。

【備忘】(1)切洋葱片時可能會刺激淚腺而使眼淚直流，故建議在洗淨拭乾水分後遠離眼睛，急速切片放入瓶中，並馬上注入紅葡萄酒。

(2)根據日本人岡田研吉的研究，認爲洋葱酒對老花眼、白內障，糖尿病、頻尿、不眠症、高血壓、腰膝痠痛、健忘等症有驚奇之效果，姑且不論是否眞有其事，至少本酒對保健而言，是有益而無害。

# 25 韭菜酒

【材料】韭菜四〇〇公克、冰糖二〇〇公克、米酒頭三瓶。

【作法】(1)將韭菜洗淨、拭去水分後，切成二～三公分長之段狀，與冰糖放入寬口瓶中，再加入酒。

(2)兩個月後取出過濾，貯入細口瓶中即可飲用。

【用法】一次三十毫升，一日以三次爲宜。直接飲用或稀釋飲用皆可。惟不適宜調製成鷄尾酒。

【功效】韭菜含有蛋白質、醣類、脂肪、胡蘿蔔素、維他命B群、C及鈣、磷、鐵等礦物質，對人體有一定的營養作用，對葡萄球菌及桿菌類有消炎、抑菌作用，因含有豐富的粗纖維，能促進腸蠕動，亦有通便作用，對**便祕**、**高血脂**、**冠心痛**、**腰膝痠痛**有相當的療效，可治療**腎虛遺精**、**早洩**、**陽痿**等症。

【備忘】韭菜雖然有一定的營養和藥用價值，但因含有較多的粗纖維，不易被消化，故不宜多食。同時韭菜性溫，腎虛有熱、有潰瘍的人應愼用。

# 第三章 中藥單方養生酒

# 1 人參酒

【材料】人參一〇〇公克、冰糖二〇〇公克、米酒頭三瓶。

【作法】⑴將人參烘軟後切片或請中藥店代爲切片，與冰糖放入寬口瓶中，再加入酒。

⑵六個月後取出過濾，貯入細口瓶中即可飲用。

⑶原寬口瓶中之人參再加入等量的冰糖與米酒頭，則可浸製成第二次的人參酒。約半年到一年之間即可過濾飲用。人參則可取出燉鷄食用。

【用法】人參酒呈琥珀色，味道與氣味都很濃，與其直接飲用，不如加水稀釋後飲用較爲適口。一次以二十～三十毫升爲度，一日三次爲宜。可與其他之任何養生酒調製成養生鷄尾酒。

【功效】人參含有大量的鍺、皀角甙、谷氨酸、氨基酸、蛋白質、醣類等十四種以上的成分，是大補元氣的藥，有生血、生津液、安神、促進新陳代謝的功能。自古即有人參七效之說法：⑴補血救脫：**消除疲勞**。⑵益血復脈：對**貧血**、**低血壓**有效。⑶養心安神：對**神經症**、**自律神經失調**有效。⑷生津止渴：能止渴，有滋潤作用，對**糖尿病**有效。(5)補肺定喘：能緩和呼吸之困難，對**肺結核**、**氣喘**有效。(6)健脾止瀉：可促進腸胃的功能、防止**便祕**，對**止瀉**有效。(7)託毒合瘡：對於**皮膚病**、**皮膚粗糙**有效。

**【備忘】**(1)人參的品種很多，有高麗參、日本紅參、白參、吉林參、石柱參，任何一種參皆可炮製人參酒，不一定非要高價的高麗參不可，即使連價廉的「參鬚」亦可。

(2)身體虛弱時飲用人參酒，可以迅速恢復體力，而且具有強精的效果。但對於高血壓，或有便祕症的人則忌飲之，以免血壓上升。

(3)不眠症的人宜在睡前喝。胃腸不舒服的人可隨時喝。低血壓、貧血的人宜每天連續喝。

# 2 西洋參酒

【材料】西洋參一〇〇公克、冰糖一〇〇公克、米酒頭三瓶。

【作法】(1)將西洋參切片或敲碎後，與冰糖、酒一起放入寬口瓶中。
(2)兩個月後取出過濾，貯於細口瓶中即可飲用。
(3)原瓶中再加入等量的冰糖與酒可再浸製一次，三個月後取出過濾即可，浸過之西洋參亦可取出燉雞湯食用。

【用法】每次飲用以二十毫升爲度，每日二次爲宜。

【功效】西洋參又名粉光參、花旗參、洋參、廣東人參等，含有多種人參皂甙、揮發油、樹脂等。性涼，偏於滋陰降火，與高麗參之性溫、補氣助火不同。具有養胃生津之功效，能鎮痛、鎮靜、解熱、抗疲勞、抗利尿、抗缺氧能力，對**口乾舌燥**、**食慾不振**、**便祕**、**高血壓**的人有效。對於體虛需補而不耐受人參溫補的人最適宜。

【備忘】(1)西洋參主要產於美國、加拿大與法國，既能補氣又能養陰生津，還能清火，故可治氣陰兩虛證。

(2)尤以熱盛者每多用之，但對於口淡、嘔吐清水、泄瀉、四肢清冷者，則忌飲之。

# 3 黃耆酒

【材料】黃耆二〇〇公克、冰糖二〇〇公克、米酒頭三瓶。

【作法】(1)將黃耆、冰糖依序放入寬口瓶中，再注入酒。

(2)一個月後取出過濾，貯入細口瓶中即可飲用。

【用法】每次飲用以二十毫升爲度，每日二～三次爲宜。可直接飲用，亦可與其他之養生酒調製成鷄尾酒。

【功效】黃耆又名黃芪，含有亞油酸、亞麻酸、β谷甾醇、黃耆多糖、蛋白質及碘、鐵、鈣、磷等礦物質。有**增強機體免疫功能**、**促進新陳代謝**、**利尿**、**降低血壓**、**強心**等作用。可強壯、強精、防止衰老、增強體力，臨床上亦可**預防感冒**、**防治咳喘**，對**胃病**、**十二指腸潰瘍**及盜汗、**止瀉**有效。

【備忘】市面上出售之黃耆有北耆與晉耆之分，一般坊間所售者大多爲晉耆。以功效來說，應以北耆爲佳，其皮之顏色較白，俗稱「白皮耆」。據研究指出：晉耆吃多了可能會患結石症。此點特提醒讀者在選購時應多加注意。

## 4 山藥酒

【材料】山藥二〇〇公克、冰糖一五〇公克、米酒頭三瓶。

【作法】(1)將山藥片及冰糖放入寬口瓶中，再注入酒。

(2)兩個月後取出過濾，貯入細口瓶中即可飲用。

【用法】一次二十毫升、一日三次。飯前或睡前飲用爲宜。

【功效】山藥原名薯蕷，又名懷山藥、淮山藥、淮山等。含有皀甙、黏液質、胆鹼、澱粉、多酚氧化酶、維他命C等。有健脾、補腎、塡精之效，可滋補、強壯、恢復體力、**健胃整腸**、**止下痢**、**治夜尿**、**遺精**、**脾胃虛弱**及**糖尿病**。

【備忘】(1)一般欲浸製之山藥均爲向中藥店購買經處理過之乾燥山藥片，使用起來非常方便。

(2)台灣近年來亦積極輔導農民栽培山藥，以基隆及花蓮所栽培的較受消費者歡迎。一般多作食物來烹煮。因其乳汁沾到皮膚會發癢，在削皮處理時請記得戴上手套。

## 5 大棗酒

【材料】大棗三〇〇公克、冰糖二〇〇公克、米酒頭三瓶。

【作法】(1)將大棗洗淨、拭去水分後切成四分，不必去核，與冰糖放入寬口瓶中，再注入酒。

(2)兩個月後取出過濾，貯入細口瓶中即可飲用。

【用法】每次二十毫升、每日二~三次爲宜。直接飲用或加水稀釋飲用皆可。若添加十毫升之紫蘇酒或茴香酒，則風味與療效更佳。

【功效】大棗即俗稱的「紅棗」，自古被認爲有補中益氣、養血安神、緩和藥性之效。因其含有豐富的三萜皀甙類、生物鹼類、黃酮類、氨基酸類、糖類、維生素類、有機酸及微量元素、樹脂等，有**強壯**、**止咳**、**滋補**、**暢尿**、**消除疲勞**、**防止老化**、**保肝**、**增強免疫**之作用。

【備忘】(1)大棗宜選用較新鮮、外觀爲赤褐色、有粗皺紋、光澤、較甜者。

(2)大棗較甜膩，故黃疸病、腫脹、齲齒作痛、腸胃消化不良者應忌食。

# 6 甘草酒

【材料】甘草二〇〇公克、冰糖五〇公克（或不加）、米酒頭三瓶。

【作法】⑴將甘草拭淨後切成片狀，與冰糖一起放入寬口瓶中，再注入酒。

⑵兩個月後取出過濾，貯入細口瓶中即可飲用。

【用法】每次十五毫升，每日以三次爲宜。直接飲用或加水稀釋飲用皆可。若添加十毫升之芍藥酒，則對腰痛、支氣管炎與關節炎有效。也可與其他之養生酒調製成養生鷄尾酒。

【功效】本草綱目記載：甘草有補脾益氣、潤肺止咳、緩急止痛、清熱解毒之效。近代研究指出：甘草含有甘草皂甙和甘草次酸、黃酮酸、氨基酸、芥子酸等，有鎭咳祛痰、鎭痛、抗菌、降血脂、解熱之功用，故服用後可**消除疲勞**、**增進食慾**、**止咳**及治療**喉嚨痛**。並可解食物、農藥、藥物之中毒。

【備忘】甘草雖然毒性甚低，但長期大量服用會出現浮腫、血壓升高、四肢無力、痙攣麻木、頭暈頭痛之不良反應，故不宜大量久服。各種浮腫、腎病及高血壓之病人更不宜服用。

# 7 當歸酒

【材料】當歸二〇〇公克、冰糖三〇〇公克、米酒頭三瓶。

【作法】(1)將當歸切成薄片與冰糖一起放入寬口瓶中，再注入酒。

(2)三個月後取出過濾，貯入細口瓶中即可飲用。

(3)取出之當歸可與鴨肉燉食，既能補血又強身。

【用法】(1)每次三十毫升，每日以三次爲宜。

(2)當歸酒有很強烈的香味，略帶微苦，故加水稀釋後飲用較爲適口。

(3)也可與川芎酒、芍藥酒、地黃酒等各以等量調製成養生鷄尾酒，不僅可口且藥效較好。

(4)最好在飯前或睡前飲用。

【功效】當歸含有豐富的藁本內脂、正丁醇烯酞內脂、揮發精油、脂肪油、葉酸、維他命A、$B_{12}$、E等及二十幾種金屬元素。自古即被視爲婦科聖藥，可強精、造血、補血、化瘀、消腫止痛、排膿生肌、治療**頭痛**、**肩酸**、**月經不順**、**歇斯底裏症之鎮靜**、**潤腸**及婦女**產後調養**等。

【備忘】因當歸味甘滑腸，對於胃腸機能不好、容易瀉肚子、食慾不佳的人不宜飲用。

## 8 地黃酒

【材料】熟地黃三〇〇公克、冰糖二〇〇公克、米酒頭三瓶。

【作法】(1)將熟地黃切碎後，與冰糖一起放入寬口瓶中，再注入酒。

(2)兩個月後取出過濾，貯入細口瓶中即可飲用。

【用法】(1)每次二十毫升，每日二次，早晚服用爲宜。

(2)地黃酒呈琥珀色，氣味不強烈，可直接飲用。若與枸杞酒或玉竹酒各十毫升調製成鷄尾酒，效果更佳。

【功效】地黃含豐富之β谷甾醇、甘露醇、地黃素、維他命A等，有強壯、強精、補血、止血、解熱、**治貧血**、**防止衰老**之作用，可**強心**、**降壓**、**保肝**、**利尿**、**抗炎**、**降低血糖**。

【備忘】(1)地黃有生地黃與熟地黃之分，最好選用經過「九蒸九晒」炮製過之熟地黃，效果最佳。

(2)熟地黃因甘潤黏膩，能助濕滯氣、妨礙消化，故腸胃消化機能不好者忌飲。

# 9 芍藥酒

【材料】芍藥二〇〇公克、冰糖四〇〇公克、米酒頭三瓶。

【作法】(1)將芍藥切成細片，與冰糖放入寬口瓶中，再注入酒。

(2)三個月後取出過濾，貯入細口瓶中即可飲用。

【用法】(1)每次三十毫升，每日以三次為宜。本酒味酸，可加水稀釋後飲用。

(2)混合十毫升之甘草酒，對胃病有效。若與當歸酒、川芎酒調製成鷄尾酒，對婦科患者有效。

【功效】芍藥含有芍藥甙、芍藥鹼、芍藥醇、苯甲酸、牡丹酚、鞣質及揮發油等，有鎮痛、鎮靜、排膿止瀉之作用，對**神經痛**、**腰痛**、**關節痛**、**頭痛**、**胃痛**、**月經痛**有一定的療效。

【備忘】芍藥有赤芍與白芍之分，其成分大致相同，用哪種來浸製皆可。習慣上以白芍之使用較普遍。

# 10 何首烏酒

【材料】何首烏二〇〇公克、冰糖二〇〇公克、米酒頭三瓶。

【作法】⑴將何首烏切碎與冰糖放入寬口瓶中，注入酒。

⑵兩個月後取出過濾，貯入細口瓶中即可飲用。

⑶何首烏取出燉鷄肉，即爲有名的「首烏鷄」。

【用法】⑴每次三十毫升，每日三次爲宜。本酒因味道較淡，故加十毫升之檸檬酒，風味較佳。

⑵因略澀而甘甜，可與茴香酒或桂皮酒調製成養生鷄尾酒。

【功效】何首烏含有豐富的卵磷質、大黃酚、大黃素、大黃酸、大黃素甲醚、葡萄糖甙等，有強壯、強精、造血、恢復疲勞、防止衰老之功效，可治**白髮**、**降低血淸膽固醇**、**防止動脈硬化**、**增強免疫力**。

【備忘】何首烏有生首烏與製首烏兩種，補益精血當用製首烏爲宜。另因首烏能通便潤腸兼具收斂之用，故大便溏瀉及濕痰重者不宜飲用。

# 11 枸杞酒

【材料】枸杞二〇〇公克、冰糖二〇〇公克、米酒頭三瓶。

【作法】(1)將枸杞除去雜物後與冰糖放入寬口瓶中，再注入酒。
(2)兩個月後取出過濾，貯入細口瓶中即可飲用。
(3)浸過之枸杞可取出煮魚或蝦。

【用法】(1)每次飲用二十毫升，每日以三次爲宜。直接飲用或夏天加冰塊、冬天加熱開水稀釋飲用皆可。
(2)本酒適合與其他之養生酒調製成養生鷄尾酒。

【功效】枸杞含有豐富的甜菜鹼、酸漿素多糖類、多種氨基酸、維他命$B_1$、$B_2$、C及鈣、磷、鐵等礦物質。自古以來就被認爲是長生不老的妙藥，能強精、滋補、解熱、明目、潤肺、健胃、整腸、消除疲勞、增強免疫及抗衰老作用。可治**失眠**、**高血壓**、**遺精**、**保肝**、**頭昏目眩**、**目暗多淚**、**腰膝痠軟**、**降低血糖**等症。

【備忘】枸杞含有豐富的鐵質，故宜選擇乾燥、果實較大、顏色較紅者，買回來後應放在冰箱中冷藏，以免生濕變黑。枸杞之作用雖然廣泛而實用，但脾胃功能不佳、常拉肚子的人應忌飲。

# 12 黃精酒

【材料】黃精二〇〇公克、冰糖二〇〇公克、米酒頭三瓶。

【作法】⑴將黃精切細後與冰糖放入寬口瓶中，再加入酒。
⑵三個月後取出過濾，貯入細口瓶中即可飲用。
⑶原材料再加等量之冰糖及酒，浸製四個月後再取出過濾，即成爲第二次的黃精酒。

【用法】⑴每日三次，每次二十毫升。直接飲用或加水稀釋皆可。
⑵可與蒼朮酒、天門冬酒各十毫升調製成強壯滋養的養生鷄尾酒。

【功效】黃精含有多種氨基酸、澱粉、糖分及黏液質等，有**增加血流量**、**降血脂**、**降血壓**之作用，可**提高人體之免疫功能**、**促進DNA與蛋白質的合成**。能強壯、強精、回春、滋養、滋陰潤肺、補脾益氣。

【備忘】咳嗽痰多、大便稀溏、腸胃脹氣者不宜飲用。

## 13 天門冬酒

【材料】天門冬二〇〇公克、冰糖三〇〇公克、米酒頭三瓶。

【作法】⑴將天門冬洗淨、拭去水分，切碎後與冰糖放入寬口瓶中，再注入酒。
⑵兩個月後取出過濾，貯入細口瓶中即可飲用。

【用法】⑴每次二十毫升、早晚各飲用一次爲佳。
⑵本酒稍有苦味及草腥味，可加開水稀釋後喝，或與橘子酒混合飲用。

【功效】天門冬含有豐富的天門冬素、谷氨酸、$\beta$谷甾醇、甾體皀甙等，對葡萄球菌及桿菌有抑制的作用，能**鎮咳化痰**、**清肺降火**、**滋陰潤燥**、**安眠**、**利尿**、**增強體質**、**恢復虛弱的體力**。

【備忘】天門冬性甘苦、大寒，對虛寒體質、常泄瀉、感冒咳嗽者，不宜飲用。

# 14 麥門冬酒

【材料】麥門冬二〇〇公克、冰糖二〇〇公克、米酒頭三瓶。

【作法】⑴將麥門冬洗淨，拭去水分，切碎後與冰糖放入寬口瓶中，再注入酒。
⑵兩個月後取出過濾，貯入細口瓶中即可飲用。

【用法】每次二十毫升，早晚各飲用一次。直接飲用或加水稀釋飲用皆可。若添加五毫升之茴香酒，則更有芳香之味。

【功效】麥門冬含有多種甾體皀甙、$\beta$谷甾醇、豆甾醇、氨基酸、糖類等，能潤肺養陰、益胃生津、清心除煩、潤腸。有**強壯**、**強心**、**抗炎**、**止咳**、**化痰**、**利尿**、**解熱**等作用。

【備忘】購買麥門冬時，應選擇淡黃色、柔軟、肥大者爲佳。因本品甘潤、微寒，故傷風感冒、痰溫咳嗽、脾胃虛寒泄瀉者不宜飲用。

# 15 女貞酒

【材料】女貞子二〇〇公克、冰糖三〇〇公克、米酒頭三瓶。

【作法】(1)將女貞子及冰糖放入寬口瓶中，再注入酒。
(2)四個月後取出過濾，貯入細口瓶中即可飲用。

【用法】(1)一日三次，每次二十毫升。
(2)本酒味道較淡，可直接飲用，亦可混合十毫升之茴香酒、紫蘇酒或檸檬酒，味道及效果不錯。
(3)亦可與枸杞酒、菟絲子酒各十毫升調製成養生鷄尾酒，以增強清肝明目之作用。
(4)本酒宜睡前飲用爲佳。

【功效】女貞子含亞麻仁酸、亞油酸、棕櫚酸及女貞子甙、甘露醇、葡萄糖等，可調節人體免疫功能。有**補肝益腎**、**清熱明目**、**抗炎**、**抗癌**、**降血糖**、**降血脂**、**抗氧化**之作用，並能**降低眼壓**、**防止衰老**，長期服用能強壯、強精、健腰、安定五臟機能、**治遺精**、**鬚髮早白**等症。

【備忘】女貞子藥力平和，無任何副作用，可以常久服用。惟脾胃功能不好、常泄瀉者，忌飲用。

# 16 沙參酒

【材料】沙參二〇〇公克、冰糖二〇〇公克、米酒頭三瓶。

【作法】(1)將沙參切碎後與冰糖放入寬口瓶中，再注入酒。
(2)兩個月後取出過濾，貯入細口瓶中即可飲用。

【用法】每次二十毫升，一日以二次爲宜。本酒呈淡紅色，稍帶苦味，可加水稀釋或添加十毫升之水果養生酒，或與其他之養生酒調製成鷄尾酒。

【功效】沙參含有皀甙、植物甾醇、澱粉及微量揮發油等，有益胃生津、養陰清肺、祛痰之功效。臨床上可**鎭咳化痰**、**治療支氣管炎**，並可**增強呼吸器官之功能**。惟因沙參性涼，故有風寒咳嗽、寒喘及脾胃虛寒的人，最好不要飲用。

【備忘】沙參有北沙參與南沙參之別，藥性與功能基本上相似，一般認爲：「清養之功，北遜於南；潤降之性，南不及北。」讀者可依自己的需要選用之。

# 17 石斛酒

【材料】石斛二〇〇公克、冰糖二〇〇公克、米酒頭三瓶。

【作法】(1)將石斛切細後與冰糖放入寬口瓶中，再注入酒。
(2)兩個月後取出過濾，貯入細口瓶中即可飲用。

【用法】(1)每次二十毫升，一日以二次爲宜。本酒略帶苦味，直接飲用或加水稀釋飲用皆可。
(2)混合紫蘇酒、人參酒各十毫升，有強精、補血、增進食慾、整腸之效。

【功效】石斛富含石斛鹼、石斛胺、石斛次鹼及黏膠質、澱粉等，有一定的鎮痛、解熱作用。可促進胃液的分泌而**助消化**，使腸道蠕動亢進而**通便**。故有**健胃**、**整腸**、**強壯**、**強精**、**明目**、**強腰**之功效，可**治盜汗**，**增強神經系統功能**。

【備忘】石斛因品種及產地的不同，有鐵皮石斛、金釵石斛、霍山石斛之分。一般而言，以鐵皮石斛的作用最好，若用於中老年人虛弱體質者，以霍山石斛最適合。因石斛性甘涼、助濕，故脾胃虛寒的人忌飲。

# 18 玉竹酒

【材料】玉竹二〇〇公克、冰糖二〇〇公克、米酒頭三瓶。

【作法】(1)將玉竹切細後與冰糖放入寬口瓶中再注入酒。

(2)兩個月後取出過濾，貯入細口瓶中即可飲用。

【用法】(1)一日三次，每次三十毫升。

(2)本酒有些微苦味，直接飲用或加水稀釋飲用皆可，亦可與其他的養生酒調配成雞尾酒。

(3)與人參酒各十五毫升混合，可增加風味、提高藥效。與黃耆酒各十五毫升混合，能改善心肌缺血。

【功效】玉竹又名萎蕤，富含鈴蘭苦甙、鈴蘭甙、山荼酚甙、槲皮甙、黏液質等，有**降血脂**、**緩解動脈硬化**、**抑制血糖升高**之作用，故可**強壯**、**強精**、美容、**解熱**、**促進新陳代謝**、**消除疲勞**、**健胃**、**祛痰**。臨床上用以治療**糖尿病**、**冠心病**、**心絞痛**及熱病傷陰、腸燥津枯、心煩口渴或肺陰咽乾、燥咳、痰少諸症。

【備忘】本酒雖然性質和平，但畢竟爲滋陰潤肺、生津養胃之品，故脾虛而有濕痰氣滯者不宜飲用。

# 19 杜仲酒

【材料】杜仲二〇〇公克、冰糖二〇〇公克、米酒頭三瓶。

【作法】(1)將杜仲切細與冰糖放入寬口瓶中，再注入酒。

(2)兩個月後取出過濾，貯入細口瓶中即可飲用。

【用法】(1)每次二十毫升，每日以三次爲宜。本酒溫和可口，有少許澀味，直接飲用或加水稀釋飲用皆可。

(2)可視需要與其他之養生酒調製成各種不同之養生鷄尾酒，例如：爲治療便祕，可與黃連酒十毫升混合喝。

【功效】杜仲富含松脂醇二葡萄糖甙、桃葉珊瑚甙、綠原酸、杜仲膠、杜仲甙、咖啡酸、鞣質、黃酮類化合物及少量生物鹼等，有降壓、抗炎、鎮靜、鎮痛、擴張血管、增強免疫功能、縮短出血時間及利尿等作用，故可以補肝腎、強筋骨、安胎、強壯、滋補。臨床上對**高血壓**、**腰背痠痛**、**陽痿**及**坐骨神經痛**有效。

【備忘】(1)杜仲葉與杜仲皮的成分、藥理及臨床療效一致，故用杜仲葉來炮製養生酒也可以。

(2)杜仲為溫補藥，體質為陰虛火旺者或感冒喉嚨痛時應忌飲。

# 20 肉蓯蓉酒

【材料】肉蓯蓉二〇〇公克、冰糖二〇〇公克、米酒頭三瓶。

【作法】(1)將肉蓯蓉切碎與冰糖放入寬口瓶中，再注入酒。

(2)兩個月後取出過濾，貯入細口瓶中即可飲用。

【用法】(1)每次二十毫升，一天以二次爲宜。本酒有特殊香味，略帶苦澀，必須長期耐心飲用。

(2)直接飲用或稀釋飲用皆可，也可與其他之養生酒調製成養生鷄尾酒。

【功效】肉蓯蓉含微量的生物鹼、甙類、甘露醇、氨基酸等，有補腎陽、益精血、潤腸通便、**降血壓**之作用，可強身、強精、**促進血液循環**、**充實活力**、**防止性慾衰退**。臨床上主治**陽痿**、**不孕**、**腸燥便祕**等症。

【備忘】肉蓯蓉溫而不燥、藥力和緩，用量小則效果不張，所以用量宜大。因能潤腸，腹瀉便溏者不宜飲用。

# 21 淫羊藿酒

【材料】淫羊藿二〇〇公克、冰糖二〇〇公克、米酒頭三瓶。

【作法】⑴將淫羊藿切碎與冰糖放入寬口瓶中，再注入酒。
⑵兩個月後取出過濾，貯入細口瓶中即可飲用。

【用法】⑴每次二十毫升，一天以二次爲宜，睡前飲用效果佳。
⑵本酒呈琥珀色，味道好，直接飲用或稀釋飲用皆可。亦可與其他之養生酒調製成養生鷄尾酒。例如可混合十毫升之人參酒或枸杞酒，效果更佳。

【功效】淫羊藿含有淫羊藿甙、去甲淫羊藿甙等黃酮類物質，並含揮發油、固醇、生物鹼等，能**促進精液分泌**、**降血壓**、**降血脂**、**降血糖**，可強身、強精、造血、鎭咳、袪痰、平喘、抗菌、抗炎、**提高機體免疫力**。臨床上用於治療**陽痿**、**健忘**、**風濕痺痛**、**腰膝痠痛**、**肢冷畏寒**、**面白神疲**等症。

【備忘】淫羊藿係補陽藥，故陰虛火旺及外感發熱者忌飲之。一般飲用亦不可過量，以免發生反效果。宜細水長流、少量長期飲用，自有回春之效果。

# 22 菟絲子酒

【材料】菟絲子二〇〇公克、冰糖二〇〇公克、米酒頭三瓶。

【作法】⑴將菟絲子去除雜質後壓碎，用較大之絹袋或紙袋盛裝，與冰糖放入寬口瓶中，再注入酒。

⑵兩個月後取出，貯於細口瓶中即可飲用。

【用法】⑴每次三十毫升，一日二次，睡前飲用佳。不可過量。

⑵直接飲用、稀釋飲用或調製成養生鷄尾酒皆可。

【功效】菟絲子含有樹脂樣配糖體、大量澱粉酶、維他命A等，有**補陽**、**益陰**、**固精**、**暢尿**、**明目**、**止瀉**之功效。可混合肉蓯蓉酒十毫升或山茱萸酒十毫升以提高療效。

【備忘】菟絲子雖係平補之品，卻偏於補陽，故陰虛火旺、大便燥結、小便短赤之人不宜飲用。

# 23 川芎酒

【材料】川芎一五〇公克、冰糖三〇〇公克、米酒頭三瓶。

【作法】(1)將川芎切細與冰糖放入寬口瓶中，再注入酒。

(2)兩個月後取出過濾，貯入細口瓶中即可飲用。

【用法】(1)每次二十毫升，一日以二次爲宜，睡前飲用效果佳。

(2)本酒除了特有之香味，還略帶苦味，直接飲用或加水稀釋飲用皆可，也可調製成養生鷄尾酒，例如可與當歸酒、芍藥酒、地黃酒各十毫升，調製成四物酒。

【功效】川芎含有生物鹼、阿魏酸、揮發油等，可活血行氣、祛風止痛，能擴張冠狀動脈、增加血流量、鎮靜中樞神經系統，具有**安神**及**降血壓**之功，故能滋補、強精、補血。臨床上可治**貧血**、**月經不順**、**生理痛**、**冷感症**、**頭痛**、**腦血栓**、**冠心病**、**心絞痛**等。

【備忘】川芎味辛、性偏溫燥，且有升散作用，故不可過量飲用，以免引起痳痺。如屬陰虛火旺、舌紅津少口乾者及月經量過多者，皆不宜飲用。

# 24 牛膝酒

【材料】牛膝二〇〇公克、冰糖三〇〇公克、米酒頭三瓶。

【作法】(1)將牛膝切細後與冰糖放入寬口瓶中，再注入酒。
(2)兩個月後取出過濾，貯入細口瓶中即可飲用。

【用法】(1)每次二十毫升，一日以二次為宜。直接飲用或稀釋飲用皆可。也可調製成養生鷄尾酒，例如本酒加紅花酒或當歸酒各十毫升，則效果加倍。
(2)本酒十五毫升加人參酒五毫升、菟絲子酒五毫升、黃精酒五毫升混合飲用，長期來說是婦女的恩物。

【功效】牛膝富含昆蟲變態激素、三萜皂甙、齊墩果酸等，有活血袪瘀、通經止痛、補肝腎、強筋骨、利尿、降血壓及興奮子宮之作用。可用來強精、淨血、調經、健腰膝。臨床上治療**閉經**、**淋痛尿血**、**產後腹痛**、**跌打損傷**、**腰膝疼痛**、**四肢拘攣**、**痲痺無力**、**高血壓**等症。

【備忘】牛膝性滑下行，故凡遺精、脾虛腹瀉、孕婦及月經過多者，不宜飲用。

# 25 紅花酒

【材料】紅花一五〇公克、冰糖二〇〇公克、米酒頭三瓶。

【作法】(1)將紅花與冰糖放入寬口瓶中，再注入酒。
(2)兩個月後取出過濾，移入細口瓶中即可飲用。

【用法】(1)每次二十毫升，一日以二次爲宜。
(2)直接飲用或加水稀釋飲用皆可。
(3)本酒呈淡紅色，適合調製成養生鷄尾酒。可用牛膝酒、川芎酒、當歸酒及本酒各五毫升調合飲用，功效倍增。

【功效】紅花富含紅花黃素、紅花甙、紅花醌甙及新紅花甙等，對子宮有明顯的收縮作用，能降血壓、增加血流量，臨床上除了治療冠心病、心絞痛、腦血栓、扁平疣外，通常作爲活血祛瘀、通經之用，專治婦女之**月經痛**、**月經不順**、**冷感症**、**頭痛**、**腹痛**、**產後調養**及**預防動脈硬化**、**頭暈**、**焦躁不安**、**跌打損傷**等症。

【備忘】(1)紅花因入血分、祛瘀力強，故孕婦不宜飲用，以防動到胎兒。

(2)另有番紅花、藏紅花、西紅花之品種，其作用與紅花相似而力量較強，但因貨少價貴，故使用紅花即可，購買時可自行斟酌。

# 26 丹參酒

【材料】丹參二〇〇公克、冰糖二〇〇公克、米酒頭三瓶。

【作法】⑴將丹參與冰糖放入寬口瓶中，再加入酒。

⑵兩個月後取出過濾，貯入細口瓶中即可飲用。

【用法】⑴每次二十毫升，一日以二次爲宜。

⑵本酒味苦，可加水稀釋飲用，亦可與紅花酒、益母酒、桃仁酒等調製成養生鷄尾酒。

【功效】丹參富含丹參酮、異丹參酮、隱丹參酮、丹參酚、原兒茶醛、原兒茶酸、乳酸、維他命E等，有活血祛瘀、涼血消腫、養血安神之作用，適用於**神經衰弱**、**心悸**、**失眠**、**頭痛**等血行不暢者，能**擴張冠狀動脈**、**增加血流量**、改善**心肌**及**周邊微循環**、**降低血壓**，並有**抗菌**、**抗炎**、**鎮靜**之作用。

【備忘】本草綱目上曾指出：「一味丹參，功同四物，能活血補血。」故女性可以耐心長期、少量的飲用。

# 27 益母酒

【材料】益母草二〇〇公克、冰糖二〇〇公克、米酒頭三瓶。

【作法】⑴將益母草切細與冰糖放入寬口瓶中，再注入酒。

⑵兩個月後取出過濾，貯入細口瓶中即可飲用。

【用法】⑴每次二十毫升，一日以二次爲宜。飯前或飯後飲用皆可。

⑵可直接飲用或與當歸酒、紅花酒、丹參酒、芍藥酒等調製成婦女經產要藥之養生鷄尾酒。

【功效】益母草富含益母草鹼、水蘇鹼等生物鹼及益母草定、益母草寧等，對子宮及呼吸中樞有直接興奮的作用，有活血祛瘀、利尿消腫、淸熱解毒之功用，臨床上可治療**冠心病**、**高血壓**、**月經不調**、**經閉**，**產後腹痛**、**跌打損傷**、**小便不利**、**水腫**、**癢疹**等症。

【備忘】因益母草性善走散，故陰虛血少者忌飲之。本品原名茺蔚，因功宜於婦人及明目益精，故名益母草。

# 28 遠志酒

【材料】遠志二〇〇公克、冰糖二〇〇公克、米酒頭三瓶。

【作法】(1)將遠志與冰糖放入寬口瓶中，再注入酒。
(2)兩個月後取出過濾，貯入細口瓶中即可飲用。

【用法】(1)每次二十毫升，一日二次爲宜。
(2)直接飲用或與人參酒、杏仁酒、桔梗酒、甘草酒等調製成養生鷄尾酒，功效更著。

【功效】遠志含有遠志甙、遠志醇、脂肪油、樹脂等，有祛痰、催眠的作用，可寧心安神、祛痰開竅、消腫，臨床上用於**心神不寧**、**驚悸**、**失眠**、**遺精**、**滑精**、**健忘**、**外感風寒**、**咳嗽痰多**等症。

【備忘】因遠志能刺激胃粘膜，故有十二指腸潰瘍、胃潰瘍、胃炎之患者忌飲之。

# 29 虎杖酒

【材料】虎杖一五〇公克、冰糖一五〇公克、米酒頭三瓶。

【作法】(1)將虎杖切細與冰糖放入寬口瓶中，再注入酒。
(2)三個月後取出過濾，貯入細口瓶中即可飲用。

【用法】(1)每次二十毫升，在睡前飲用為宜。因本酒有酸澀味，與其他之養生酒調製成鷄尾酒較為適口。
(2)本酒與紅花酒各十毫升混喝有活血化瘀之效果。與金銀花酒十毫升混喝，可加強化痰止咳之功效。

【功效】虎杖富含大黃素、葡萄糖甙、大黃酚、大黃酸、β谷甾醇、異槲皮甙、維他命C等，有抗病毒及抑菌之作用，可活血、清熱、利濕、解毒、健胃、止瀉、整腸、利尿、鎮靜、鎮咳、平喘之效。適用於**降低血壓**、**降低血糖**、**消除疲勞**及**跌打損傷**等。

【備忘】因虎杖之活血性強，故孕婦忌飲以免動胎。

# 30 酸棗仁酒

【材料】酸棗仁二〇〇公克、冰糖二〇〇公克、米酒頭三瓶。

【作法】⑴將酸棗仁洗淨，拭去水分後壓碎，放入寬口瓶中，再注入酒。

⑵兩個月後取出過濾，貯入細口瓶中並加入冰糖，溶化後即可飲用。

【用法】每次二十毫升，睡前飲用為宜。本酒性純，可與任何之養生酒調製成鷄尾酒。例如：與紫蘇酒混喝，效果良好。

【功效】酸棗仁富含酸棗仁皂甙、白樺醇脂、白樺脂酸、脂肪油、多種維他命與有機酸等，有鎮痛、鎮靜、催眠、養心、安神、斂汗、**降血壓**、**健胃**、**整腸**之作用，臨床上用來治療**神經衰弱**、**失眠**、**焦躁不安**等症。

【備忘】酸棗仁對子宮有興奮之作用，孕婦最好忌飲之。

# 31 柏子仁酒

【材料】柏子仁二〇〇公克、冰糖三〇〇公克、米酒頭三瓶。

【作法】(1)將柏子仁壓碎後與冰糖放入寬口瓶中，再注入酒。
(2)兩個月後取出過濾，貯入細口瓶中即可飲用。
(3)原渣可再加入等量的冰糖與酒，浸製三個月後取出過濾，又可飲用。

【用法】(1)每次二十毫升，睡前飲用為宜。
(2)本酒味道甜美，可直接飲用。亦可加入參酒十毫升、枸杞酒十毫升調製成味美效佳之養生鷄尾酒。

【功效】柏子仁含有大量的脂肪及小量的揮發油、皀甙等，有滋補、健身、強精、安心、養神、潤腸、通便之作用。臨床上用在治療便祕、驚悸、神經衰弱等症。

【備忘】柏子仁因有潤腸通便之作用，故便溏及多痰者要謹愼飲用。

# 32 桔梗酒

【材料】桔梗二〇〇公克、冰糖三〇〇公克、米酒頭三瓶。

【作法】(1)將桔梗切細與冰糖放入寬口瓶中，再注入酒。
(2)兩個月後取出過濾，貯入細口瓶中即可飲用。

【用法】(1)每次二十毫升，每日以二次爲宜。本酒稍帶苦味，直接飲用或稀釋飲用皆可，亦可調製成鷄尾酒。
(2)本酒可加檸檬酒或菊花酒、杏仁酒，不僅好喝，功效亦能加強。

【功效】桔梗富含桔梗皀甙、桔梗酸、植物甾醇、脂肪油、桔梗多糖、生物鹼等，有**降血糖**、**降血脂**、鎮咳、化痰之作用，能宣肺、祛痰、利咽，臨床上用在治療**咳嗽痰多**、**咽痛音啞**、**增強呼吸系統**之功能等。

【備忘】陰虛久咳及有咳血傾向者不宜飲用。

# 33 杏仁酒

【材料】杏仁二〇〇公克、冰糖二〇〇公克、米酒頭三瓶。

【作法】(1)將杏仁洗淨，拭去水分後敲碎，與冰糖放入寬口瓶中，再注入酒。
(2)兩個月後取出過濾，貯入細口瓶中即可飲用。

【用法】(1)每次二十毫升，一日以二次爲宜。本酒味香微苦，可直接飲用，亦可稀釋後飲用，或調製成養生鷄尾酒。
(2)可與檸檬酒、柏子仁酒、甘草酒、沙參酒等混喝，味道與功效均不錯，但不可過量飲用。

【功效】杏仁含有苦杏仁甙、苦杏仁酶、苦杏仁甙酶、櫻甙酶及大量脂肪油等，能抑制呼吸中樞，故有鎮咳平喘、潤腸通便之效。臨床上用以**滋補**、**強精**、**強肝**、**預防高血壓**、**增進食慾**、**消除疲勞**、**治療咳嗽**、**便祕**、**慢性支氣管炎**等症。

【備忘】杏仁因產地與品種之不同而有南杏仁與北杏仁之分，其功效相似，而南杏仁又稱甜杏仁，粒大飽滿，與北杏仁比較，功用偏在滋潤養肺，藥力較和緩，市面上所售之杏仁茶、杏仁霜多爲南杏仁。治療上以北杏仁爲多，但味苦。讀者選購時可依需要自行斟酌。

# 34 五味子酒

【材料】五味子二〇〇公克、冰糖二〇〇公克、米酒頭三瓶。

【作法】(1)將五味子去除雜質後與冰糖放入寬口瓶中，再注入酒。

(2)兩個月後取出過濾，貯入細口瓶中即可飲用。

【用法】(1)每次三十毫升，每天一次，睡前飲用爲宜。

(2)本酒味酸澀，可加水稀釋飲用。也可與人參酒、黃耆酒、麥門冬酒、酸棗仁酒、地黃酒、當歸酒等調製成養生鷄尾酒。

【功效】五味子含有五味子素、五味子醇、五味子酯、揮發油、有機酸、檸檬醛、維他命C、E等，對神經系統有興奮作用，能斂肺滋腎、生津斂汗、澀精止瀉、寧心安神，主治**虛喘久咳**、**傷津口渴**、**自汗盜汗**、**遺精滑精**、**久瀉不止**、**心悸失眠**、**多夢**等症，有滋養、強壯、消除疲勞、增強機體免疫功能之效用。

【備忘】五味子依產地之不同有南五味子與北五味子之分，若用於滋補，則以北五味子爲佳。

# 35 蓮子酒

【材料】蓮子二〇〇公克、冰糖二〇〇公克、米酒頭三瓶。

【作法】⑴將蓮子洗淨，拭去水分後壓碎，與冰糖放入寬口瓶中，再注入酒。
⑵兩個月後取出過濾，貯入細口瓶中即可飲用。

【用法】⑴每次二十毫升，一日二次，晚飯前與睡前各飲用一次爲宜。本酒味甘，直接飲用或調製鷄尾酒皆可。
⑵本酒可與益母酒、紅花酒、人參酒、山藥酒、柏子仁酒、酸棗仁酒、麥門冬酒、菟絲子酒等調製成養生鷄尾酒，以增療效。

【功效】蓮子含多量澱粉、糖類及蛋白質、脂肪、碳水化合物、鈣、磷、鐵等礦物質。有補脾止瀉、益腎固精、養心安神之功效，主治**脾虛久瀉**、**遺精**、**滑精**、**婦女帶下**、**虛煩**、**驚悸**、**失眠**等症，是婦女滋養強壯、恢復疲勞、治療**神經症**、**冷感症**、男人**治泄固精**之良藥。

【備忘】消化不良、大便燥結者不宜飲用。

# 36 芡實酒

【材料】芡實二〇〇公克、冰糖二〇〇公克、米酒頭三瓶。

【作法】(1)將芡實壓碎後與冰糖放入寬口瓶中，再注入酒。

(2)兩個月後取出過濾，貯入細口瓶中即可飲用。

【用法】每次三十毫升，一日以二次爲宜。本酒味淡，直接飲用或與其他養生酒調製成鷄尾酒皆可。如川芎酒、益母酒、山藥酒、蓮子酒、茯苓酒等。

【功效】芡實含有蛋白質、脂肪、碳水化合物、鈣、磷、鐵、核黃素、抗壞血酸等，有補脾去濕、益腎固精之功效，主治**遺精**、**滑精**、**慢性腹瀉**、**大小便失禁**、**神經痛**、**腰脊酸痛**、**白帶過多**等症，對男人**強精**及**防止老化**有效。

【備忘】大便硬結者，不宜飲用。坊間所售之「四神湯」中，即含有芡實一味。

# 37 山茱萸酒

【材料】山茱萸二〇〇公克、冰糖三〇〇公克、米酒頭三瓶。

【作法】⑴將山茱萸及冰糖放入寬口瓶中，再注入酒。
⑵兩個月後取出過濾，貯入細口瓶中即可飲用。

【用法】每次三十毫升，一日以二次爲宜。本酒味酸，可直接飲用，亦可與杜仲酒、女貞酒、大黃酒等調製成養生鷄尾酒。

【功效】山茱萸含有山茱萸甙、皂甙、鞣質、蘋果酸及維他命A等，有補益肝腎、收斂固澀之功效。主治**肝腎虧損**、**眩暈**、**耳鳴**、**腰膝痠軟**、**陽痿**、**滑精**、**遺尿**、**盧汗不止**、**月經過多**等症。

【備忘】因山茱萸性補收澀，故素有濕熱、小便不利者，不宜飲用。

# 38 天麻酒

【材料】天麻二〇〇公克、冰糖三〇〇公克、米酒頭三瓶。

【作法】(1)將天麻切碎與冰糖放入寬口瓶中，再注入酒。
(2)兩個月後取出過濾，貯於細口瓶中即可飲用。
(3)原渣若再加同量之冰糖與酒，三個月後即取得第二次之天麻酒。藥渣可取出燉煮魚頭，可口又滋補。

【用法】一日二次，每次二十毫升，於晚飯前及睡前飲用爲佳。可直接飲用或與人參酒、川芎酒、牛膝酒等調製成鷄尾酒，皆有補血、整腸、健腦之效。

【功效】天麻含有天麻素、天麻甙元、香莢蘭醇、香莢蘭醛、琥珀酸、多糖以及微量生物鹼、維他命A等。有鎮靜、鎮痛、抗炎、降血壓之作用，主治**眩暈**、**耳鳴**、**頭痛**、**偏頭痛**等症。臨床上用於**神經衰弱**及**血管性頭痛**、**癲癇**、**神經痛**等症。

【備忘】天麻爲名貴藥材，僞品很多。選購時宜選擇質地堅實沉者，一端有枯芽苞、紅棕色，另一端有脫落的圓臍形疤、表面可見數圈橫紋者才爲眞品。

# 39 決明子酒

【材料】決明子二〇〇公克、冰糖二〇〇公克、米酒頭三瓶。

【作法】(1)將決明子撿去雜質後，與冰糖放入寬口瓶中，再注入酒。

(2)兩個月後取出過濾，貯入細口瓶中即可飲用。

【用法】(1)每次三十毫升，一日以二次爲宜。

(2)飲用時不可過量，以免拉肚子。

(3)本酒味似咖啡，略有澀味，可直接飲用，亦可調製成雞尾酒。如與菊花酒各十五毫升混調，長期飲用可調降血壓。另亦可與當歸酒、山藥酒等調配。

【功效】決明子含有大黃酸、大黃素、大黃酚、決明素、決明子內脂、黏液、蛋白質、脂肪油、色素、胡蘿蔔素等，有降血壓、**利尿**、**收縮子宮**、**清肝明目**、**潤腸通便**之功效，可**降低血清膽固醇**、**防治血管硬化**。臨床上治療**高脂血症**、**高血壓症**。可強壯、強精、加強視力。

【備忘】決明子性寒降泄，故脾虛泄瀉者或低血壓者忌飲之。決明子又稱草決明，與石決明不同，選購時宜注意。生決明子味道較酸、性較涼。炒決明子較溫、味道較香。讀者可自行斟酌。

# 40 菊花酒

【材料】菊花一〇〇公克、冰糖一〇〇公克、米酒頭三瓶。

【作法】(1)將菊花與冰糖放入寬口瓶中，再注入酒。

(2)兩個月後取出過濾，貯入細口瓶中即可飲用。

【用法】(1)每次二十毫升，一日以三次爲宜。本酒有獨特的香氣及輕微的苦味，可直接飲用或調製成鷄尾酒。

(2)欲降血壓、膽固醇、血脂肪時，可與決明子酒、山楂酒、枸杞酒等量調製成養生鷄尾酒。

【功效】菊花富含菊甙、黃酮類、揮發油、膽鹼、香豆精類化合物及生物鹼等，能擴張冠狀動脈、增加血流量、降低血壓。有抑菌、解熱、消除疲勞、增進食慾之功效。臨床上主治**感冒風熱**、**頭痛**、**眩暈**、**眼痛**、**疔瘡腫毒**、**高血壓**、**冠心病**等症。

【備忘】菊花有黃菊、白菊、野菊之分，皆可作爲菊花酒之材料。不勝酒力者，亦可用菊花來泡茶喝，長期耐心飲用自有其功效。

# 41 薄荷酒

【材料】薄荷一〇〇公克、冰糖六十公克、米酒頭三瓶。

【作法】(1)將薄荷與冰糖放入寬口瓶中，再注入酒。

(2)一個月後取出過濾，貯入細口瓶中即可飲用。

【用法】(1)每次二十毫升，一日二次爲宜。飯前飲用可增進食慾，飯後飲用可促進消化。

(2)本酒有獨特之芳香氣與辛辣味，可直接飲用或稀釋飲用，也可調製成鷄尾酒。

【功效】薄荷富含薄荷醇、薄荷腦、薄荷酮、乙酸薄荷脂等揮發油，有一定的發汗、解熱、消炎、健胃、利膽及抑制胃腸道平滑肌收縮作用，並能增加呼吸道黏液的分泌，故常用於**健胃**、**整腸**、**鎮靜**、**促進消化**、**增進食慾**等。外用塗搽於皮膚上，亦有相當的療效。

【備忘】薄荷因能發汗耗氣，故咳嗽自汗或體虛多汗者，不宜飲用。

# 42 紫蘇酒

【材料】紫蘇葉二〇〇公克、冰糖二〇〇公克、米酒頭三瓶。

【作法】(1)將蘇葉洗淨，拭去水分與冰糖放入寬口瓶中，再注入酒。

(2)兩個月後取出過濾，貯入細口瓶中即可飲用。

【用法】(1)每次二十毫升，一日以二次爲宜。

(2)紫蘇酒味道濃烈，直接飲用可能會刺激到喉嚨，故建議加開水稀釋後飲用爲宜。或可調製成鷄尾酒。

【功效】紫蘇含有葡萄糖、維他命A、C，紫蘇醛、紫蘇紅色素等，具有消除疲勞、鎭靜、利尿、強壯等作用，對於**胃腸病**、**腦貧血**、**解熱**、**止痛**、**行血**、**止咳**、**食物中毒**等有效。

【備忘】紫蘇的品種有紅紫蘇與青紫蘇兩種，建議選用香氣較佳的青紫蘇爲宜。葉、莖、種籽、花穗皆可用。爲了避免嗆嗓子的味道，亦可加入去皮的檸檬浸製，但三週後就要先行撈出，以免味道走樣。

# 43 蒲公英酒

【材料】蒲公英一五〇公克、冰糖二〇〇公克、米酒頭三瓶。

【作法】⑴將蒲公英切細與冰糖放入寬口瓶中，再注入酒。

⑵兩個月後取出過濾，貯入細口瓶中即可飲用。

【用法】⑴一日二次，每次二十毫升，於晚飯前與睡前飲用爲宜。

⑵本酒是金黃色，稍帶苦味，加水稀釋飲用或混合梅酒、檸檬酒，則味道較爲可口，或與金銀花酒、菊花酒、桔梗酒等調製成養生鷄尾酒，效果亦佳。

【功效】蒲公英富含蒲公英醇、蒲公英素、蒲公英苦素等，能清熱解毒、利濕通淋，有利膽保肝及一定的利尿作用，能激發機體的免疫功能及健胃、整腸、淨血、增進食慾。臨床上用來治療**急性扁桃腺炎**、**急性咽喉炎**、**肝炎**、**腮腺炎**及**皮膚疣**等症。

【備忘】因蒲公英善於清熱利濕，故飲用量不宜過大，以免引起腹瀉。

# 44 山楂酒

【材料】山楂一五〇公克、冰糖三〇〇公克、米酒頭三瓶。

【作法】(1)將山楂撿去雜質後與冰糖放入寬口瓶中，再注入酒。
(2)兩個月後取出過濾，貯入細口瓶中即可飲用。

【用法】(1)一日二次，每次二十毫升，飯後飲用爲佳。
(2)本酒酸味較重，加入紫蘇酒較爲芳香宜人。
(3)加菊花酒、決明子酒、枸杞酒有明目、降血壓、減肥之功用。亦可與當歸酒、川芎酒、益母酒等，調製成養生鷄尾酒。

【功效】山楂富含黃酮類化合物、有機酸、內酯甙類、脂肪酶、糖類、維他命C、核黃素及鈣、磷、鐵等。有強心、健胃、降壓、擴張血管、降血脂、促進消化、活血、散瘀、消腫之功能。臨床上用來治療**經閉**、**痛經**、**高血壓**、**冠心病**、**心絞痛**、**高脂血症**等。

【備忘】山楂善於促進消化，故脾胃虛弱的人不宜飲用。

# 45 金銀花酒

【材料】金銀花二〇〇公克、冰糖二〇〇公克、米酒頭三瓶。

【作法】⑴將金銀花與冰糖放入寬口瓶中，再注入酒。

⑵兩個月後取出過濾，貯入細口瓶中即可飲用。

【用法】⑴一日二次，每次二十毫升，早晚飲用爲宜。

⑵本酒呈淡黃色，有清淡的香味及甘甜味，可直接飲用或與薄荷酒、蒲公英酒、菊花酒、當歸酒、甘草酒等調製成養生鷄尾酒。

【功效】金銀花含有綠原酸、異綠原酸、黃酮類、忍冬甙、肌醇、皂甙等，有抗菌、抑菌、抗炎、降血清膽固醇的作用，能健胃、整腸、解毒、鎮靜、消腫、消除疲勞。臨床上用來治療**高血壓**、**月經痛**、**冷感症**、**感冒**、**上呼吸道感染**、**盲腸炎**、**乳腺炎**等症。

【備忘】金銀花又名忍冬花，其藤與葉之功能與花相似，都可以用來浸製養生酒。不勝酒力者，取其花、莖、葉來泡水代茶飲，亦有清熱解毒之效。

# 46 肉桂酒

【材料】肉桂二〇〇公克、冰糖二〇〇公克、米酒頭三瓶。

【作法】(1)將肉桂切碎與冰糖放入寬口瓶中，再注入酒。

(2)兩個月後取出過濾，貯入細口瓶中即可飲用。

【用法】每次二十毫升，一日以二次爲宜。本酒芳香略帶澀味，直接飲用或加水稀釋飲用皆可。也可與當歸酒、川芎酒調製成鷄尾酒，以加強活血袪瘀的效果。

【功效】肉桂富含桂皮醛、乙酸桂皮脂、乙酸丙內脂、鞣質等成分，有鎭靜、鎭痛、解熱、健胃、出汗爽神、抑制眞菌之作用，能增強消化功能。臨床上用以治療**感冒風寒**、**畏寒肢冷**、**腰膝軟弱**、**陽痿**、**頻尿**、**頭痛**、**咽痛**、**便溏**、**月經失調**、**痛經**、**脘腹寒痛**等症。

【備忘】肉桂因性熱純陽，故熱性體質及孕婦不宜飲用。桂枝係肉桂之嫩枝，同樣有散寒、溫精、助陽之功用，亦可用來浸製養生酒。

# 47 丁香酒

【材料】丁香一五〇公克、冰糖三〇〇公克、米酒頭三瓶。

【作法】(1)將丁香與冰糖放入寬口瓶中，再注入酒。
(2)兩個月後取出過濾，貯入細口瓶中即可飲用。

【用法】(1)一日二次，每次二十毫升。飯前飲用可增進食慾，飯後飲用可幫助消化。
(2)本酒有強烈之香氣，可加水稀釋飲用或與人參酒、肉桂酒等調製成養生雞尾酒。

【功效】丁香富含丁香酚、乙烯丁香油酚等揮發油及四種黃酮衍生物，可溫中止痛、健胃、整腸，對眞菌有抗菌及抑制作用。主治**脘腹冷痛**、**腰膝痠冷**、**嘔吐**、**呃逆**、**陽痿等症**，**有促進消化**、**增進食慾**之功效。

【備忘】丁香酒有興奮性，不宜多飲。熱性體質者忌飲。

# 48 茴香酒

【材料】茴香一〇〇公克、冰糖二〇〇公克、米酒頭三瓶。

【作法】(1)將茴香壓碎與冰糖放入寬口瓶中，再注入酒。
(2)兩個月後取出過濾，貯入細口瓶中即可飲用。

【用法】(1)每次二十毫升，一日以二次爲宜。
(2)本酒有強烈的芳香氣，直接飲用或加水稀釋飲用皆可，也可調製成鷄尾酒。
(3)欲健胃之用，加黃連酒、山楂酒。欲祛痰止渴，則加桔梗酒、沙參酒。

【功效】茴香富含茴香醚、小茴香酮、甲基胡椒酚、茴香醛等，能促進胃腸蠕動和分泌，可理氣開胃、散寒、暖肝、溫腎、止痛，有**預防感冒**、**消除疲勞**、**健胃**、**祛痰**、**驅風**之效果。

【備忘】茴香有小茴香與八角茴香之別，兩種之功能大致相同，均可用來浸製養生酒。惟熱性體質的人不宜飲用。

# 49 黃柏酒

【材料】黃柏一五〇公克、冰糖二〇〇公克、米酒頭三瓶。

【作法】⑴將黃柏與冰糖放入寬口瓶中，再注入酒。

⑵兩個月後取出過濾，貯入細口瓶中即可飲用。

【用法】一日一次，每次二十毫升，飯前飲用為佳。本酒呈黃色，味苦具殺菌力，故不宜大量飲用。當有腸炎或消化不良時，可直接飲用或加水稀釋飲用。當食慾減退時，也可少量飲用。

【功效】黃柏含有小檗鹼、黃柏鹼、木蘭花鹼、藥根鹼及黃柏內脂、黃柏酮等，有清熱燥濕、瀉火解毒之功效，對眞菌有抑制作用，能**降血壓**、**降血糖**、祛痰止渴、健胃、整腸、鎭痛。臨床上用來治療**下痢**、**慢性支氣管炎**、**黃疸**、**帶下**、**足膝腫痛**、**濕疹**、**腫毒**等症。外用可治**跌打損傷**。

【備忘】黃柏功在清熱瀉火，故脾胃虛寒者忌飲之。

# 50 蒼朮酒

【材料】蒼朮二〇〇公克、冰糖二〇〇公克、米酒頭三瓶。

【作法】⑴將蒼朮切細與冰糖放入寬口瓶中，再注入酒。
⑵兩個月後取出過濾，貯入細口瓶中即可飲用。

【用法】每次二十毫升，一日以二次爲宜。本酒略帶苦辣味，加水稀釋飲用或與其他養生酒調製飲用，較爲適口。

【功效】蒼朮含有茅朮醇、β桉葉醇等揮發油及蒼朮酮、維他命A、B及菊糖等，有燥濕健脾、發汗、祛風濕、明目之功效。主治**泄瀉**、**眼睛乾澀**、**頭暈**、**神經痛**、**風濕痛**等症，能**健胃**、**調腎**、**強筋**、**壯骨**、**促進食慾**、**防止老化**等。

【備忘】因蒼朮性燥，故陰虛內熱、表虛多汗者忌飲之。

# 51 梔子酒

【材料】梔子二〇〇公克、冰糖四〇〇公克、米酒頭三瓶。

【作法】⑴將梔子切開一半與冰糖放入寬口瓶中，再注入酒。

⑵兩個月後取出過濾，貯入細口瓶中即可飲用。

【用法】每次二十毫升，一日以二次為宜。本酒呈深黃色，稍帶苦味，可加水稀釋或與其他養生酒調製成雞尾酒以增強功效。例如：與茵陳酒、山茱萸酒、麥門冬酒等量調配，長期少量飲用可治黃疸、強肝。

【功效】梔子含有梔子素、梔子甙、去羥梔子甙、梔子酮甙、藏紅花甙、甘露醇、谷甾醇、熊果酸等，有瀉火除煩、清熱利濕、涼血解毒之功效，能鎮靜、鎮痛、抗驚、降壓、降溫、利膽、保肝、健胃、消炎。臨床上用於治療**熱病心煩**、**鬱悶**、**躁擾不安**、**溫熱黃疸**、**小便短赤**、**尿血**、**吐血**、**瘡毒**等症。

【備忘】梔子因性苦寒，故脾胃虛寒、便溏食少者忌飲。跌打損傷疼痛時可用梔子酒加麵粉調成糊狀，敷在患部可消炎、鎮痛、散瘀。對於**扭挫傷**、**肌腱損傷**、**外傷腫痛**非常有效。

# 52 青葙子酒

【材料】青葙子二〇〇公克、冰糖三〇〇公克、米酒頭三瓶。

【作法】(1)將青葙子與冰糖放入寬口瓶中，再注入酒。

(2)兩個月後取出過濾，貯入細口瓶中即可飲用。

【用法】每次二十毫升，一日以二次爲宜。本酒無色、微苦，可加水果養生酒調飲之。一般與決明子酒各十毫升調製成鷄尾酒對清肝明目、降血壓有相當的效果。

【功效】青葙子含有豐富的脂肪油、硝酸鉀以及煙硝等，有清肝瀉火、明目退翳之功效。用來治五臟邪氣、益腦髓、明耳目、鎮肝、堅筋骨、去風寒濕痺。可治**肝火上炎**、**目赤腫痛**、**目生翳膜**、**高血壓及風熱頭痛**等症。

【備忘】青葙子又名草決明，而豆科植物的決明子亦稱爲草決明，二者均能清肝明目，但並非一物，所以效用並非完全相同，選購時宜注意鑑別。青葙子因性寒、清瀉力強，故肝腎虛、青光眼及瞳孔散大者不宜飲用。

# 53 黃連酒

【材料】黃連一〇〇公克、冰糖四〇〇公克、米酒頭三瓶。

【作法】⑴將黃連切細與冰糖放入寬口瓶中，再加入酒。

⑵一個月後取出過濾，貯入細口瓶中即可飲用。

【用法】每次二十毫升，一日以二次為宜。本酒呈鮮黃色，單獨飲用味甚苦，可加水稀釋或加其他之水果養生酒以沖淡其苦味。若加茴香酒可健胃，加黃柏酒可治下痢及泄瀉。

【功效】黃連含黃連素、黃連鹼、甲基黃連鹼、棕櫚鹼、非洲防己鹼、黃柏酮、黃柏內脂等，有清熱燥濕、瀉火解毒之功效。主治**下痢**、**痞滿**、**嘔吐**、**泄瀉**、**胃火牙痛**、**肝火脇痛**、**心火煩躁不寐**、**耳目腫痛**、**瘡毒**等。臨床上用於治療**細菌性痢疾**、**急性胃腸炎**、**腸炎**、**腹瀉**、**食物中毒**、**砂眼**、**化膿性中耳炎**、**心律失常**、**高血壓**等症。

【備忘】本酒苦寒，質燥之性甚強，因此寒證、陽虛、陰虛及脾胃虛寒之證者，均應慎飲之。

# 54 五加皮酒

【材料】五加皮二〇〇公克、冰糖三〇〇公克、米酒頭三瓶。

【作法】(1)將五加皮切細與冰糖放入寬口瓶中，再注入酒。

(2)兩個月後取出過濾，貯入細口瓶中即可飲用。

【用法】每次二十毫升，早晚各一次，長期飲用效果顯著。本酒呈黃褐色，味微苦，可直接飲用，亦可加開水稀釋飲用，或與當歸酒、牛膝酒等調製成鷄尾酒。

【功效】五加皮含有多種刺五加甙、五加葉甙、水溶性多糖及微量元素鋅、銅、錳等，有祛風濕、強筋骨、消水腫之功效。能**抗炎**、**解熱**、**鎮痛**、**抗疲勞**、**抗毒素**、**抗放射**、**抗腫瘤**、**降血壓**。主治**風濕痺痛**、**腰膝軟弱**、**水腫**、**小便不利**、**貧血**、**神經衰弱**等症。

【備忘】五加皮有南五加皮與北五加皮之分，科屬不同，功效也不一樣，宜選用南五加皮爲宜。公賣局產銷之五加皮酒係混合當歸、陳皮等複方所浸製之藥酒，有強精、治療神經痛之效果。

55

# 胡桃酒

【材料】胡桃仁三〇〇公克、冰糖三〇〇公克、米酒頭三瓶。

【作法】(1)將胡桃仁壓碎與冰糖放入寬口瓶中，再注入酒。

(2)一個月後取出過濾，貯入細口瓶中即可飲用。

【用法】每次二十毫升，一日以二次爲宜。本酒味甘，可與任何之養生酒調配。欲補精髓、壯筋骨、明目之時，與杜仲酒十毫升調混。欲增益滑腸通便時，可加肉蓯蓉酒十毫升、當歸酒十毫升調製成鷄尾酒。

【功效】胡桃仁含有豐富的脂肪油、蛋白質、碳水化合物、胡蘿蔔素、核黃素及鈣、磷、鐵等，有補腎益精、溫肺定喘、潤腸通便之功效。臨床上主治**腎虛精虧**、**虛寒咳嗽**、**腸燥便祕**等症，能**滋補**、**強精**、**化痰止咳**、**恢復疲勞**。

【備忘】陰虛火旺、痰火咳嗽、便溏者不宜飲用。

# 56 石南酒

【材料】石南葉一五〇公克、冰糖三〇〇公克、米酒頭三瓶。

【作法】(1)將石南葉切細與冰糖放入寬口瓶中，再注入酒。
(2)一個月後取出過濾，貯入細口瓶中即可飲用。

【用法】每次二十毫升，一日以二次爲宜，夫婦宜寢前共飲。本酒可直接飲用或與其他之養生酒調製成鷄尾酒。思春期青少年忌飲之。

【功效】石南葉含有豐富的氰甙，有祛風、通絡、益腎、強精、回春、滋補之功效。主治**風痺**、**腰背酸痛**、**腎虛腳弱**、**偏頭痛**、**風疹**、**頭風**、**陽痿**、**滑精**、**女子腰冷不孕**、**月經不調**等症。

【備忘】據說石南葉古稱「思男葉」或「十男葉」，女子服之會增強性慾、琴瑟合鳴，因名稱不雅，故改稱諧音：「石南葉」。上述說法無可考證，讀者姑妄聽之即可。

# 57 艾草酒

【材料】艾草一〇〇公克、冰糖一〇〇公克、米酒頭三瓶。

【作法】(1)將艾草洗淨，晾乾後切細與冰糖放入寬口瓶中，再注入酒。
(2)兩個月後取出過濾，貯入細口瓶中即可飲用。

【用法】每次二十毫升，一日以二次為宜。本酒氣味香濃、味苦，直接飲用或與水果養生酒調製成鷄尾酒皆可。

【功效】艾草含有豐富的桉油素、萜品烯醇、蒿醇、樟腦和芳樟醇等揮發油。有止血、抑菌、平喘、鎮咳、祛痰、鎮靜等作用，能溫精、散寒、止痛、除濕、止癢，臨床上用來**健胃**、**整腸**、**增進食慾**。主治**崩漏**、**咯血**、**月經不調**、**經行腹痛**、**宮冷不孕**、**帶下**、**哮喘**、**皮膚濕疹搔癢**、**菌痢**、**慢性氣管炎**、**過敏性疾病**等。

【備忘】艾草藥性溫燥，故陰虛血熱者最好少飲，另也不宜大量飲用，曾有文獻報導，大量服用後引起急性胃腸炎、中毒性黃疸和肝炎，宜注意之。

# 58 茵陳酒

【材料】茵陳蒿二〇〇公克、冰糖三〇〇公克、米酒頭三瓶。

【作法】(1)將茵陳蒿切細與冰糖放入寬口瓶中，再注入酒。
(2)兩個月後取出過濾，貯入細口瓶中即可飲用。

【用法】每次二十毫升，一日以二次爲宜。本酒透明，味香帶苦，直接飲用或與水果酒調製成養生鷄尾酒亦可。欲治肝病宜加梔子酒，少量長期耐心的飲用。

【功效】茵陳蒿含有茵陳二炔酮、茵陳二烯酮、茵陳烯炔、茵陳炔內脂、綠原酸、咖啡酸等，有**利膽**、**保肝**，**降血脂**、**降血壓**、**利尿**、解熱、驅蟲等作用。能清熱、利濕、退黃，主治**黃疸**、**膽結石**、**溫瘡**、**疥癬**、**風疹**等症。臨床上用來治療**肝炎**、**膽道蛔蟲症**、**高膽固醇**、**淺層黴菌病**等。

【備忘】茵陳蒿爲菊科多年生草本植物，另有一種鈴茵陳亦名茵陳，爲玄參科一年生草本植物。兩者之來源與功用不同，選購時應注意不要誤用，宜選用菊科之茵陳蒿才對。

# 59 薏苡仁酒

【材料】薏苡仁三〇〇公克、冰糖四〇〇公克、米酒頭三瓶。

【作法】⑴將薏苡仁洗淨，晾乾後與冰糖放入寬口瓶中，再注入酒。

⑵兩個月後取出過濾，貯入細口瓶中即可飲用。

⑶薏苡仁可取出用來燉煮豬小腸吃，相當可口。

【用法】每次二十毫升，一日以二次爲宜。本酒透明無味，直接飲用或與其他之養生酒調製成鷄尾酒皆很合適。例如：可加威靈仙酒、防己酒、肉桂酒、茴香酒等。

【功效】薏苡仁含有豐富的薏苡酯、薏苡素、脂防油等，有利濕、健脾、除痺、清熱排膿、抗癌之功效，主治**水腫**、**腳氣**、**淋病**、**痺症**等，對**風濕病**、**神經痛**、**關節炎**有效，有鎮痛、鎮靜及解熱的作用。

【備忘】薏苡仁的營養價值很高，不僅是藥也是食療聖品，可煮粥飯、製糕餅、製茶、酒、粉、麵、醋等。糖尿病患者可當三餐主食。平時常吃可防癌又可治**扁平疣**。

# 60 蘆薈酒

【材料】蘆薈四〇〇公克、冰糖二〇〇公克、米酒頭三瓶。

【作法】(1)將蘆薈洗淨、晾乾、去刺後切成三公分之長段，與冰糖放入寬口瓶中，再注入酒。

(2)兩個月後取出過濾，貯入細口瓶中即可飲用。

(3)浸過的蘆薈可以取出燉排骨湯或生吃。

【用法】每次二十毫升，一日以二次爲宜，睡前飲用效果佳。本酒性寒，不可過飲。直接飲用或與檸檬酒、梅酒等調製成鷄尾酒，皆有美容養顏之效果。

【功效】蘆薈含有豐富的大黃素甙、異蘆薈大黃素甙及豆酸等，有瀉下、淸肝火、殺蟲之功效，主治**熱結便祕**、**肝經實火引起的眩暈**、**頭痛**、**脇痛**、**目赤**、**煩躁**、**便祕**等症及**小兒疳積**、**煩躁失眠**。能健胃、整腸、**防治肝炎**、治療**刀傷**、**燙傷**、**頑癬**及美髮、**美容**。

【備忘】(1)體質虛弱、脾胃虛寒的人，喝了本酒會引起下痢，以少喝或不喝爲宜，孕婦則忌飲之。

(2)作健胃用途時，少加冰糖或不加爲宜，其他可隨自己的口味增減。

(3)蘆薈自古即被視爲女人敷臉、擦髮之美容聖品，有面疱、青春痘者用之，具消炎效果，擦髮可使秀髮烏黑亮澤。

(4)當有刀傷、燙傷、撞傷瘀血時，取蘆薈葉片之膏狀汁液塗抹之，能消炎、止痛、祛瘀。

(5)取蘆薈去刺、切段，燉煮排骨，常吃有預防肝炎之效果。

# 61 防己酒

【材料】漢防己二〇〇公克、冰糖四〇〇公克、米酒頭三瓶。

【作法】(1)將漢防己切成薄片與冰糖放入寬口瓶中，再注入酒。
(2)兩個月後取出過濾，貯入細口瓶中即可飲用。

【用法】每次二十毫升，一日以二次爲宜，不可多飲。本酒透明味苦，糖尿病患者可去冰糖加蜂蜜。一般可直接飲用，或與山楂酒或其他之水果酒調製成鷄尾酒。

【功效】漢防己含有多種生物鹼及黃酮甙、酚類、有機酸、揮發油等，有祛風濕、利水之功效，主治**風濕痺痛**、**水腫**、**腳氣浮腫**、**神經痛**、**腰痛**等，臨床上用於治療**高血壓**、**冠心病**、**矽肺**、**肺癌**等症。

【備忘】漢防己苦寒、傷胃，脾胃虛弱者忌飲之。另防己有漢防己與廣防己之分，功效類似但科屬不同，選購時宜多加分辨。

# 62 威靈仙酒

【材料】威靈仙二〇〇公克、冰糖四〇〇公克、米酒頭三瓶。

【作法】⑴將威靈仙切細與冰糖放入寬口瓶中，再注入酒。

⑵兩個月後取出過濾，貯入細口瓶中即可飲用。

【用法】每天二十毫升，睡前飲用爲宜。本酒味苦，可與水果酒或薏苡仁酒等調製成鷄尾酒，以增加療效。

【功效】威靈仙含有白頭翁素、白頭翁醇、固醇、糖類、皂甙等，有袪風濕、通經絡、止痺痛、治骨鯁之功效。主治**肢體麻木**、**腰腳疼痛**、**關節屈伸不利**、**風濕痺痛**、**筋脈拘攣**、**痰飲**、**噎嗝**、**痞積**、**諸骨鯁咽**等症。

【備忘】本酒性烈，不宜長期飲用，而體弱及氣血虛者更不宜飲用。

# 63 蟲草酒

【材料】冬蟲夏草三〇公克、米酒頭三瓶。

【作法】(1)將冬蟲夏草搓碎後放入寬口瓶中，再注入酒。
(2)一個月後取出過濾，貯入細口瓶中即可飲用。
(3)原渣再注入酒，兩個月後取出過濾爲第二次酒。
(4)取出之蟲草可與雄鴨燉煮，可口又滋補。

【用法】每次二十毫升，一日以一次爲宜，長期久服甚佳。若要增加藥效，可加杜仲酒，要化痰清肺加麥門冬酒，要益氣補腎則加人參酒、五味子酒。

【功效】冬蟲夏草含有粗蛋白、氨基酸、D甘露醇、蟲草菌素、麥角甾醇、半乳甘露聚糖等，有益腎補肺、止血化痰、消除疲勞、增強體力之功效。主治**勞咳痰血**、**肺結核盜汗**、**陽痿**、**遺精**、**耳鳴健忘**、**腰膝痠痛**、**神思恍惚**、**病後虛損**、**自汗等症**，臨床上用於**性功能低下**、**高脂血症**、**慢性腎功能衰竭**、**耳鳴**、**心律失常**、**慢性氣管炎**、**腫瘤等**。

【備忘】(1)天然的冬蟲夏草產量有限、價格昂貴。近年來人工培養蟲草眞菌的研究已有相當的成就，其化學成分與天然蟲草相似，療效亦相同。

(2)本酒外用可治各種脫髮症，能烏鬚黑髮。

(3)是否加冰糖，視個人口味決定。

# 64 金線蓮酒

【材料】新鮮的金線蓮一二〇公克、米酒頭三瓶。

【作法】(1)將金線蓮洗淨、晾乾後放入寬口瓶中，再注入酒。
(2)兩個月後取出過濾，貯入細口瓶中即可飲用。
(3)取出之金線蓮可與排骨、土鷄或鱸魚等燉煮，有補血、強化內臟之功效。

【用法】每天睡前飲用二十毫升為宜，喜甜味者可加冰糖或蜂蜜。也可與黃耆酒、枸杞酒、大棗酒、當歸酒等調製成可口之養生鷄尾酒，以助藥效。

【功效】金線蓮含有松樟酮、番薄荷酮、松油二環烯、檸檬烯、薄荷醇、松油醇、烏蘇酸、水蘇糖等，有清熱退火、涼血固肺、祛傷解鬱之功效，可治療癌症、**糖尿病**、**高血壓**、**腦中風**、**心臟病**、**氣管炎**、**肺結核**、**急慢性肝炎**、**青春痘**、**黑斑**、**咳嗽**、**遺精**等症。長期服用可促進食慾、增強體力、恢復疲勞、**防止老化**。

【備忘】(1)野生金線蓮被大量採集而日漸稀少且價昂。目前組織栽培技術已經研發成功，能大量繁殖栽培，但仍應留意農藥之殘留問題。選購時宜選用有機栽培之金線蓮爲佳。

〈本酒之配方係由南投縣魚池鄉芳國站農產企業公司謝清奇先生所提供，特致謝意。〉

# 65 合歡酒

【材料】合歡皮三〇〇公克、冰糖四〇〇公克、米酒頭三瓶。

【作法】(1)將合歡皮洗淨，晾乾後切細與冰糖放入寬口瓶中，再注入酒。
(2)兩個月後取出過濾，貯入細口瓶中即可飲用。

【用法】每次二十毫升，晚飯前與睡前各飲用一次爲宜。直接飲用或與其他之養生酒調製成鷄尾酒皆可。

【功效】合歡皮含有豐富的皀甙及鞣質等，有安神解鬱、活血消腫之功效，主治**忿怒憂鬱**、**虛煩失眠**、**胸痛咯血**、**跌打骨折**、**瘀血腫痛**等症。臨床上用來強壯、強精、利尿、鎮痛、續筋骨、調心脾、安五臟。

【備忘】風熱自汗、外感不眠者，不宜飲用。

# 66 茯苓酒

**【材料】**茯苓三〇〇公克、冰糖二〇〇公克、米酒頭三瓶。

**【作法】**⑴將茯苓切細與冰糖放入寬口瓶中，再注入酒。

⑵兩個月後取出過濾，貯入細口瓶中即可飲用。

**【用法】**每次二十毫升，一日以二次爲宜。直接飲用或與其他之養生酒調製成鷄尾酒皆可。可與丁香酒、川芎酒混喝，以增加藥效。

**【功效】**茯苓含有β茯苓聚糖、茯苓酸、麥角固醇、膽鹼、組氨酸、卵磷脂及鉀鹽等，有利水滲濕、健脾、安神之功效，主治**小便不利**、**水腫**、**痰飲**、**心悸**、**失眠**等症，能鎮靜、強精、利尿、**抗腫瘤**、**降血糖**、保肝、抗胃潰瘍、抑菌、恢復疲勞、**增強免疫功能**等。

**【備忘】**作爲降血糖、保肝之用途時，不要加冰糖。

# 67 豨薟草

【材料】豨薟草三〇〇公克、冰糖三〇〇公克、米酒頭三瓶。

【作法】⑴將豨薟草切碎與冰糖放入寬口瓶中，再注入酒。

⑵兩個月後取出過濾，貯入細口瓶中即可飲用。

【用法】每次二十毫升，一日以二次爲宜。可直接飲用或與水果酒調製成鷄尾酒。

【功效】豨薟草含有豐富的豨薟草甙及生物鹼等，有袪風濕、通經絡、清熱解毒、抗炎、降血壓、舒張血管之功效。主治**風濕痺症**、**痲木不遂**、**濕疹搔癢**、**瘡毒**、**神經痛**、**貧血性四肢痲痺**、**腰膝無力**、**口眼歪斜**、**半身不遂**等。臨床上用於治療**黃疸**、**瘧疾**、**高血壓**等症。

【備忘】本酒性苦寒，酌加當歸酒，對於風濕及類風濕關節炎有效。

# 68 知母酒

【材料】知母二〇〇公克、冰糖三〇〇公克、米酒頭三瓶。

【作法】⑴將知母切碎與冰糖放入寬口瓶中，再注入酒。

⑵兩個月後取出過濾，貯入細口瓶中即可飲用。

【用法】每次二十毫升，一日以二次為宜。本酒味苦，直接飲用或與水果酒調製成雞尾酒皆可。

【功效】知母含有多種知母皂甙、芒果甙、異芒果甙、煙酸等，有清熱瀉火、滋陰潤燥之功效，能**明目**、**安胎**、**調經**、**消炎**、**產前補血**。主治**咳嗽**、**心煩盜汗**、**傷津口渴**、**糖尿病**、**帶下**等症。

【備忘】知母性寒質滑、脾胃虛寒、大便溏瀉者不宜飲用。男士亦不宜。

# 69 鹿茸酒

【材料】新鮮鹿茸五〇公克、冰糖二〇〇公克、米酒頭三瓶。

【作法】⑴將鹿茸切片與冰糖放入寬口瓶中，再注入酒。
⑵兩個月後取出過濾，貯入細口瓶中即可飲用。
⑶原寬口瓶中再加入同量之冰糖與酒，三個月後即可取得第二次酒。浸製過之鹿茸可取出燉煮鷄湯或排骨湯。

【用法】⑴每次二十毫升，睡前飲用爲宜。本酒具有腥味，係強精藥，不可過量飲用。
⑵直接飲用或加人參酒、枸杞酒、蟲草酒、山藥酒等調製成養生鷄尾酒，以增加藥效。

【功效】鹿茸含有二十五種氨基酸、雌激素、雄激素、前列腺素及二十六種微量元素，有補腎陽、益精血、強筋、健骨之功效。主治**性慾減退、陽痿、遺精、早洩、遺尿、貧血、不孕、崩漏帶下、怕冷乏力、四肢痿軟、神經衰弱、骨折久不癒合**之症，能減輕疲勞、改善睡眠、促進食慾、提高機體之免疫功能。

【備忘】鹿茸價昂，新鮮之鹿茸不易取得時，乾品亦可使用，惟要減量。且因其作用強烈，不僅不宜過飲，陰虛火旺者更應忌飲。

# 70 靈芝酒

【材料】靈芝二〇〇公克、米酒頭三瓶。

【作法】(1)將靈芝洗淨，拭去水分後切成小塊放入寬口瓶中，再注入酒。
(2)兩個月後取出過濾，貯入細口瓶中即可飲用。
(3)原瓶中再注入三瓶酒，三個月後可取得第二次酒。浸製過之靈芝可取出燉煮雞湯或魚湯。

【用法】每次三十毫升，一日以二次爲宜。直接飲用或與人參酒、枸杞酒、當歸酒、芍藥酒、龍眼酒、五味子酒等調製成養生雞尾酒。

【功效】靈芝富含麥角固醇、眞菌溶菌酶、酸性蛋白酶、氨基酸、多糖、生物鹼等，有滋補、強壯、鎮咳袪痰、平喘、健胃、保肝、健腦、鎮靜、消炎、解毒、利尿、降血脂肪、降血糖、抗腫瘤、提高機體免疫力之功效。主治**心神不安**、**咳嗽**、**哮喘**、**氣血不足**、**脾胃虛弱**等證，臨床上用以治療**高血壓**、**高膽固醇**、**心絞痛**、**白血球減少症**、**神經衰弱症**、**慢性支氣管炎**、**慢性肝病**等症。

【備忘】(1)靈芝係藥中之王，本草綱目記載：「久服輕身不老，延年神仙」是以神農本草經中列爲上藥中的極品。

(2)靈芝有青、黃、白、黑、紫、赤六種，赤芝是靈芝的代表品種，一般所說的靈芝就是指赤芝。

(3)因爲靈芝具有強心作用，故正出血、月經期及有心悸症狀的人不宜飲用。高血壓患者亦應愼飲之，以免血壓升高造成腦中風。

# 第四章 中藥複方養生酒

# 1 三聖酒

【材料】人參六十公克、白朮六十公克、山藥六十公克、米酒頭三瓶。

【作法】將材料切片、搗碎，裝入紗布袋內紮緊袋口，放入寬口瓶中，再注入酒。一個月後取出過濾，貯入細口瓶中即可飲用。餘渣可加等量之酒浸製兩個月後，取得第二次酒。喜甜味者可加冰糖或蜂蜜。

【用法】日服三次，每次二十毫升，宜溫飲。

【功效】大補元氣，健脾和胃。增強機體的消化和吸收功能，適用於**身體虛弱、形體消瘦、面色蒼白、食慾不振**等症。

【備忘】本酒益氣溫陽，故陰虛火旺者不宜飲用。

## 2 四補酒

【材料】何首烏六十公克、牛膝六十公克、柏子仁六十公克、肉蓯蓉六十公克、米酒頭三瓶。

【作法】將藥材切碎後裝入紗布袋內，並置於寬口瓶中，再注入酒。一個月後取出過濾，貯入細口瓶中即成。

【用法】日服二次，每次二十毫升。

【功效】培元固本、氣血雙補、抗老延年。臨床上用於**體質虛弱**、**腰膝痠軟**、**陽痿遺精**、**鬚髮早白**、**腸燥便祕**者。

【備忘】本酒藥性平和，長期飲用無不良副作用，適合體質虛弱者和中老年人養生，及年輕人美容烏髮。

# 3 六神酒

【材料】人參五十公克、麥門冬五十公克、茯苓五十公克、杏仁五十公克、生地一〇〇公克、枸杞一〇〇公克、米酒頭五瓶。

【作法】同前方。

【用法】每次二十毫升，日服二次。

【功效】補氣健脾、益精養血、潤膚悅顏、延年益壽。對於**脾胃虛弱**、**精氣虧損**、**頭昏眼花**、**腰膝痠軟**、**遺精早洩**、**大便祕結**有效。

【備忘】本酒氣血雙補，常飲可延年增壽。

4

# 八珍酒

【材料】當歸三十公克、川芎十公克、白芍二十公克、生地四十公克、人參十公克、炒白朮三十公克、茯苓二十公克、五加皮八十公克、紅棗（去核）四十公克、核桃肉四十公克、炙甘草十五公克、米酒頭六瓶。

【作法】同前方。

【用法】日服三次，每次二十毫升，飲用時可加冰糖或蜂蜜。

【功效】和氣血、養臟腑、調脾胃、強精神、悅顏色、助勞倦、補虛損。適用於氣血兩虛所致的**食少乏力、面色蒼白、頭暈氣短、食慾不振、產後氣血虧損、月經量少色淡、腰膝痠軟**等症。

【備忘】本酒方係由補血的「四物湯」與補氣的「四君子湯」，再加上補中益氣的紅棗及補肝腎的五加皮、核桃肉所組成，有增強氣血雙補的功效。

## 5 十全大補酒

**【材料】**人參十公克、白朮二十公克、茯苓三十公克、川芎二十公克、當歸三十公克、熟地三十公克、白芍三十公克、黃耆六十公克、肉桂二十公克、紅棗（去核）二十公克、生薑十公克、炙甘草六公克、米酒頭四瓶。

**【作法】**同前方。

**【用法】**每次二十毫升，早晚各服一次，可酌加冰糖或蜂蜜。

**【功效】**氣血雙補、助陽固衛。對**體質虛弱**、**貧血**、**低血壓**、**遺精失血**、**婦女崩漏**、**月經不調**等有效。

**【備忘】**本酒方係在八珍酒的基礎上加黃耆、肉桂二味藥所組成。除了助陽益氣外，也具有抗癌的活性，並能增強各種免疫功能。惟煩躁易怒、潮熱顴紅、盜汗失眠、性慾亢進、口乾舌紅之陰虛火旺者，不宜飲用，以免更傷其陰、加重病情。

# 6 回春酒

【材料】何首烏七十公克、當歸三十五公克、枸杞三十五公克、菟絲子三十五公克、蓮子七十公克、冰糖一五〇公克、米酒頭三瓶。

【作法】(1)將何首烏、當歸切片，蓮子搗碎後與冰糖放入寬口瓶中，再注入酒。一個月後取出過濾，貯入細口瓶中即可飲用

(2)或將上述材料之單味養生酒，按比例調製成雞尾酒亦可。

【用法】日服二次，每次二十毫升。

【功效】回春、延年益壽、功能**造血**、**安神**、**淨血**、**通經**、**排膿**、**鎮痛**。

【備忘】本酒乃女性之聖品，對男性也有強精之效，夫婦對飲妙不可言。惟不可過量飲用。

# 7 龍香酒

【材料】何首烏七十公克、龍眼肉七十公克、枸杞二十公克、丁香十公克、冰糖一五〇公克、米酒頭二瓶。

【作法】(1)將材料切片、搗碎後裝入紗布袋（或絹袋）置於寬口瓶中，再加冰糖注入酒。一個月後取出過濾，貯入細口瓶中即可飲用。

(2)或將上述材料製成之單味養生酒，按比例混合調製成養生雞尾酒亦可。

【用法】日服三次，每次二十毫升，七歲以下孩童不宜飲用，胃寒者宜餐後飲用。

【功效】**強精不老**、**增強活力**。詳請參閱各項單味養生酒之功效。

【備忘】本酒方藥性均勻，對寒胃的人亦可充分得到強精益氣之效。

## 8 不老酒

【材料】枸杞七十公克、五加皮十五公克、肉桂二十公克、地黃十五公克、覆盆子二十公克、肉荳蔻十五公克、冰糖一八〇公克、米酒頭三瓶。

【作法】將所有材料切片、搗碎後與冰糖放入寬口瓶中，再注入酒。一個月後取出過濾，貯入細口瓶。

【用法】每次三十毫升，睡前飲用爲宜。

【功效】**強壯、強精、健胃、造血、鎮痛、養顏、強肝、增進食慾。**

【備忘】青年人每次飲用二十毫升，少年人十五毫升，兒童十毫升。

# 9 強精人參酒

【材料】人參四十公克、天麻四十公克、淫羊藿四十公克、地膚子四十公克、川芎四十公克、米酒頭三瓶。

【作法】(1)將材料切片後放入寬口瓶中，再注入酒。兩個月後取出過濾，貯入細口瓶中即可飲用。

(2)餘渣可再浸製一次。本酒不宜加糖。

【用法】每次三十毫升，睡前飲用為佳。男女適用。

【功效】**強精**、**強心**、安神、**健腦**、淨血、利尿、解熱。可**預防老人痴呆**、**增強記憶力**。

【備忘】未成年人不宜飲用。空腹時也切勿飲用，以免引起興奮激昂作用。

## 10 逍遙酒

【材料】菟絲子七十公克、地黃四十公克、人參四十公克、冰糖一八〇公克、米酒頭三瓶。

【作法】同前方。

【用法】每次三十毫升，日服以二次為宜，睡前飲用佳。

【功效】養精、美顏、補血、回春。有**增進性活力，安定精神、造血淨血**之功效。

【備忘】本酒男女適用，夫婦共飲，逍遙自在，故名。

# 11 補益酒

【材料】黃耆十公克、杜仲十五公克、肉桂十公克、製附子十公克、肉蓯蓉二十公克、山茱萸十公克、石南十公克、草薢十五公克、防風十五公克、石斛二十公克、牛膝二十公克、茯苓十公克、米酒頭三瓶。

【作法】同前方。

【用法】每次二十毫升，日服三次，飯前溫服爲宜。

【功效】溫補陽氣，祛風利溼、腰腿疼痛，關節冷痛等。

【備忘】本酒適合中老年人養生之用，夫婦共飲尤妙。

# 12 參茸酒

【材料】人參十公克、鹿茸十五公克、黃耆五十公克、川芎十五公克、肉桂三公克、杜仲二十五公克、牛膝十公克、米酒頭三瓶。

【作法】同前方。另可再浸製第二次酒。

【用法】日服二次，每次二十毫升。

【功效】補精髓、強筋骨、益氣血、助腎陽。適用於**男子虛勞精衰**、**腰膝痿弱**、**眩暈滑精**、**精神衰弱**、**婦女崩漏**和**帶下**等症。

【備忘】本酒補陽力強，故陰虛陽盛者忌飲之。喜甜味者可添加冰糖或蜂蜜。

# 13 參耆酒

【材料】黨參三十公克、黃耆三十公克、茯苓二十公克、山藥二十公克、扁豆二十公克、白朮二十公克、紅棗十五枚（去子）、甘草二十公克、米酒頭三瓶。

【作法】同前方。

【用法】日服二次，每次二十毫升。

【功效】補中益氣、健脾養胃。適用於**脾胃虛弱、氣血虧損者，面色萎黃、四肢乏力、形體消瘦、食慾不振等症**。

【備忘】晚飯後與睡前溫飲可增藥效。

# 14 固本酒

【材料】生地三十公克、熟地三十公克、天門冬三十公克、麥門冬二十公克、枸杞三十公克、人參三十公克、山藥三十公克、五味子三十公克、米酒頭四瓶。

【作法】同前方。可再浸製一次。

【用法】日服二次，每次二十毫升，空腹時飲用為宜。

【功效】補氣血、養精髓、烏鬚髮、美容顏、益壽。適用於**年老體弱**、**未老先衰**、**勞損過度**、**腰膝痠軟**、**心煩口乾**、**心悸多夢**、**毛髮早白**、**面色萎黃**等。

【備忘】本酒與二地二冬酒類似，僅功效略有不同。

# 15 二地二冬酒

【材料】生地二十公克、熟地三十公克、天門冬三十公克、麥門冬三十公克、當歸三十公克、何首烏三十公克、牛膝二十公克、杜仲二十公克，米酒頭四瓶。

【作法】同前方。可再浸製一次。

【用法】日服三次，每次三十毫升。

【功效】補肝腎、益精血、強筋骨、活血止痛。適用於**膝骨腫痛**、**肌肉萎縮**、**視物昏花**、**陽痿**、**烏髮明目**等症。

【備忘】本酒藥性平和，長期飲用無副作用，適合於中老年人治病強身、延年益壽之用。平時飲用時，若兼服八味地黃丸更妙。

# 16 補腦酒

【材料】熟地十八公克、菟絲子十八公克、五味子十八公克、遠志十八公克、石昌蒲十二公克、川芎十二公克、地骨皮二十四公克、米酒頭二瓶。

【作法】同前方。

【用法】每次二十毫升，早晚各服一次。

【功效】補心益智、寧神開竅。可治**健忘症**、**耳鳴**、**失眠**、**精力衰退**、**容易疲倦**、**腰膝痠軟**、**自感頭暈**、**頭痛**等症。

【備忘】本酒又名讀書丸酒，適合用腦過度、記憶力減退者飲用。

# 17 補心酒

【材料】麥門冬六十公克、當歸三十公克、桂圓肉三十公克、茯苓三十公克、柏子仁三十公克、生地四十五公克、米酒頭三瓶。

【作法】同前方。

【用法】日服三次，每次二十毫升。

【功效】補益心脾、養血安神。適用於**心血不足**、**心煩**、**心悸**、**失眠**、**健忘**等症。

【備忘】本酒具滋陰養血之功，有抗貧血之效。久服能安魂養神，可長期適量飲用。

# 18 長生酒

【材料】枸杞十八公克、茯神十八公克、生地十八公克、熟地十八公克、山茱萸十八公克、遠志十八公克、五加皮十八公克、石昌蒲十八公克、地骨皮十八公克、米酒頭三瓶。

【作法】同前方。

【用法】每次二十毫升，晨服一次。

【功效】**益精補血**、**養心安神**。適用於**體形虛弱**者，久服可增強體質、祛病延年。

【備忘】飲用期間禁食**蘿蔔**、**葱白**、**韭菜**等。

# 19 益元酒

【材料】女貞子二十公克、旱蓮草二十公克、熟地二十公克、桑椹二十公克、米酒頭二瓶。

【作法】同前方。

【用法】日服二次，每次三十毫升。

【功效】滋養肝腎、益血培元。適用於肝腎不足，常感腰膝痠痛、眩暈失眠者。

【備忘】畏冷肢冷、腹脘隱隱作痛、喜暖、便溏及外感發熱者忌飲。

# 20 卻老酒

【材料】麥門冬、菊花、枸杞、白朮、石昌蒲、熟地、遠志各六十公克、茯苓七十公克、人參三十公克、肉桂二十五公克、何首烏五十公克、米酒頭四瓶。

【作法】同前方。另可再浸製第二次酒。

【用法】日服三次，每次二十毫升。

【功效】溫腎壯陽、補氣養血、烏鬚潤膚、卻老延年，故名之卻老酒。適用於**身體衰弱、鬚髮早白、面色無華、毛髮脫落**者。

【備忘】本酒具強壯作用，久服長筋骨、益精髓，適合中老年人養生之用。

# 21 美容酒

【材料】人參、當歸、玉竹、黃精、何首烏、枸杞各三十公克、冰糖一五〇公克、米酒頭三瓶。

【作法】同前方。另可再浸製第二次酒。

【用法】每次二十毫升，早晚各服一次。

【功效】滋膚烏髮、健身益壽。對於面容憔悴、身體衰弱、皮膚乾燥、毛髮枯槁者頗具功效。

【備忘】本酒適合女性飲用，長期飲用可雙補氣血、美容養顏、延緩衰老。

# 22 甘露酒

【材料】紅棗九十公克、葡萄乾六十公克、桃仁三十公克、當歸六十公克、枸杞六十公克、杜仲六十公克、熟地三十公克、冰糖五〇〇公克、高粱酒八瓶。

【作法】先將冰糖浸入酒中使之溶解，再放入藥材，二個月後取出過濾，貯入細口瓶中即可飲用。餘渣可再加入冰糖及酒再炮製一次。

【用法】日服三次，每次二十毫升。

【功效】補腎益精、養血寧心、健腦提神。適用於**貧血**、**神經衰弱**、**心神不寧**、**頭目昡暈**、**失眠**、**多夢**、**健忘**、**乏力**、**腰膝痠痛**等症。

【備忘】本酒用乙醇含量較高的高粱酒浸製，故飲用時可加開水稀釋後飲用。

# 23 祛風酒

【材料】獨活、羌活、白芍、桑寄生、秦艽各六十公克、木瓜、牛膝、五加皮、續斷、補骨脂各九十公克、黨參一五〇公克、冰糖五〇〇公克、高粱酒八瓶。

【作法】同前方。

【用法】每次三十毫升，早晚各服一次。

【功效】祛風濕、舒筋絡、補肝腎、強筋骨。適用於**風寒濕氣引起的骨節痠痛、痛無定處、四肢痠懶、筋絡拘攣等風濕症**。

【備忘】自古流傳之祛風濕類藥酒方甚多，不勝枚舉，方中大多重用「虎骨」，惟因虎骨已列爲保育類動物，與犀角同爲禁止使用之藥材，讀者宜注意之。

## 24 補血生髮酒

【材料】何首烏、熟地、黑豆、黑芝麻各七十公克、當歸三十公克、川芎三十公克，高粱酒三瓶。

【作法】同前方。

【用法】日服三次，每次二十毫升。

【功效】滋陰養血、活血行瘀。適用於脫髮、日久不生、鬚髮早白者。

【備忘】本酒可添加冰糖或蜂蜜。不善飲者可加開水稀釋後飲用爲宜。

## 25 益腎明目酒

【材料】覆盆子五十公克、巴戟天、肉蓯蓉、遠志、牛膝、五味子、續斷、山茱萸各二十五公克、米酒頭三瓶。

【作法】同前方。

【用法】日服二次，每次二十毫升，早飯前、晚飯後各一次。

【功效】益腎明目、養心美容、聰耳明目。適用於**肝腎虧損**、有**耳聾目昏**、**腰膝痠軟**、**神疲力喪**之症者。

【備忘】本酒適合中老年人飲用。

# 26 千口一杯酒

【材料】人參三十公克、熟地十八公克、枸杞十八公克、淫羊藿十二公克、沙苑蒺藜十二公克、母丁香十二公克、沉香五公克、遠志五公克、荔枝肉十二公克、冰糖二五〇公克、米酒頭二瓶。

【作法】將材料切片，搗碎後與冰糖放入寬口瓶中，再注入酒。一個月後取出過濾即可飲用。

【用法】每次十五毫升，早晚各飲用一次。每飲一口，舌上略覺有酒味便停，再飲再停，口數愈多愈好，一杯酒作二、三百口，甚至千口飲盡，故名千口一杯酒。

【功效】健腦、補腎。凡因**用腦過度**、**精神疲倦**、**頭昏腦脹**、**腰痠背痛**、男子**遺精陽痿**、**女子月經不調**等症皆有功效，久服可**提高人體免疫功能**、**增強記憶力**。

【備忘】陰虛火旺者不宜飲用。

# 27 周公百歲酒

【材料】炙黃耆六十公克、當歸三十六公克、茯神六十公克、黨參三十公克、麥門冬三十公克、茯苓三十公克、白朮三十公克、龜板膠三十公克、羌活二十四公克、肉桂十八公克、五味子二十四公克、川芎三十公克、熟地三十六公克、生地三十六公克、防風三十公克、枸杞三十公克、陳皮三十公克、山茱萸三十公克、紅棗一公斤、冰糖一公斤、高粱酒十五瓶。

【作法】將上述材料切片、搗碎後放入瓷甕中，置入冰糖並注入酒，密封浸泡一個月後取出過濾，貯入細口瓶中即可飲用。餘渣可再加五〇〇公克冰糖與高粱酒七瓶，浸製第二次酒。

【用法】每次二十毫升，早晚各服一次。

【功效】益氣助陽、聰耳明目、烏髮養顏。適用於**身體瘦弱**、**面色萎黃**、**容顏憔悴**、**頭昏目眩**、**腰膝痠軟**、**鬚髮早白**、**遺精失血**、**不耐疲勞**等症。

【備忘】本酒藥性平和，長期服用無溫燥或助濕的副作用。適用於中老年人及經常伏案工作的人長期飲用。但外感發熱時，則不宜飲用。

# 28 固本遐齡酒

【材料】當歸、巴戟天、肉蓯蓉、杜仲、人參、沉香、小茴香、補骨脂、石昌蒲、青鹽、木通、山茱萸、石斛、天門冬、陳皮、熟地、菟絲子、狗脊、牛膝、酸棗仁、覆盆子、枸杞各十五公克、川椒二公克、神麴二十四公克、白荳蔻三公克、木香二公克、砂仁四公克、益智仁四公克、大茴香四公克、乳香四公克、虎骨十五公克（基於保護稀有動物不必加）、淫羊藿十五公克、紅棗三十公克、冰糖二〇〇公克、高粱酒五瓶。

【作法】將所有材料切片、搗碎放入甕中，置入冰糖再注入酒，密封浸泡一個月後取出過濾，貯入細口瓶中即可飲用。餘渣可加等量之冰糖與酒，再浸製第二次酒。

【用法】每次三十毫升，早晚溫服，睡前尤佳。

【功效】溫陽補虛、益精健骨、和氣血、悅顏色、強精力、調五臟。適用於**身體衰弱**、**精神不振**、**倦怠乏力**、**腰膝痠痛**、**畏寒肢冷**、**性慾減退**及**陽痿**等症。

【備忘】本酒係專為虛寒者所調製，久服百病不侵、延年益壽。虛熱者常有燥熱感、心情煩躁、失眠多夢、盜汗遺精、頭昏眼花、口乾舌燥、多尿者、耳鳴重聽者不宜飲用。

# 29 長壽保命酒

【材料】杜仲、熟地、大茴香、川芎、前胡、牛膝、茯苓、白芍、肉桂各十二公克、威靈仙、酸棗仁、沙參、枸杞各二十公克、玉竹、防風、羌活、蓁艽、續斷、陳皮、木瓜、甘草各八公克、紅棗五個、冰糖三五〇公克、米酒頭四瓶。

【作法】將材料切碎後放入寬口瓶中，再注入酒密封浸製。一個月後取出過濾，貯入細口瓶中即可飲用。餘渣可加冰糖及酒再浸製一次。

【用法】每次二十毫升，飯後、睡前各飲用一次。

【功效】強身健腦、增加食慾。適用於**遺精、失眠、腰背痠痛、月經不調、病後失調等症**，長期飲用可使**白髮轉黑，益壽延年**。

【備忘】本酒原係貴州長壽村之祖傳祕方，在台灣民間流傳甚廣。有病治病，無病強身，男女老幼俱宜。

# 30 何應欽將軍及張群資政生前服用之藥酒方

【材料】鹿茸、鹿角膠、阿膠、龜板膠、淫羊藿、熟地各六十公克、黃耆三十公克、當歸、杜仲、女貞子、鎖陽、紫河車各二十五公克、人參、覆盆子各十五公克、海馬二隻、蛤蚧公母各一隻、六公升白蘭地酒或米酒頭十五瓶。

【作法】將材料切片、壓碎後放入大寬口瓶中，再注入酒密封浸製。兩個月後取出過濾，貯入細口瓶中即可飲用。餘渣可加等量之酒，再浸製一次。

【用法】每次二十毫升，睡前飲用爲宜。

【功效】**補肝腎、養精血、強筋骨、抗衰老**。益氣、溫陽。對中老年人陽氣日衰、氣血不足有相當大的補益作用。

【備忘】何應欽將軍及張群資政均活到九十幾歲之高齡而同登壽域。二人生前均長期飲用本酒方作爲養生保健之用。有興趣之讀者，不妨一試。

# 第五章 附錄

前文，筆者曾提到中醫對於人體的「體質」、「體況」的強弱有「寒、熱、虛、實」之分，對於「生命反應強弱」的「症狀」有「陰、陽、表、裏」之說，而相對應的藥物也有「補、瀉、溫、寒、燥、潤」之分，故如何「辨證論治」？如何「對症下藥」？一直是學習中醫藥者窮畢生之力，努力學習的目標。今筆者嘗試以門外漢的立場，對這些診斷的觀念與用藥的原則，用最淺顯的文字來加以闡述，並據之擬訂各種不同類型、症狀適用之「養生雞尾酒」調製配比，俾讀者諸君在讀完這本書之後，能配合自己的體質、體況、需要、興趣，用自己喜歡的方法來調製「養生雞尾酒」，以達到強身保健、益壽延年的養生目的，並進而瞭解中醫、中藥的深層文化意涵而得窺堂奧，則固所願也。

# 1 中醫診斷的觀念──辨證論治與四診八綱

中醫診察疾病的方法，習慣上簡稱為「四診」，它包括「望」、「聞」、「問」、「切」四種從外測內、見證知病、以常衡變的方法。臨床上經由四診來觀察和搜集病人的症狀、體質、體況、生命反應的強弱等資料，進行分析和歸納，以此作為辨證的主要依據。

一、**望診**：透過醫師的視覺，有目的地觀察病人的神、色、形、態和排泄物以及小兒食指絡脈等方面的變化，以瞭解內臟病變的一種方法。其內容包括整體望診、局部望診、望舌象、望排出物，如：唾液、汗液、尿、便、帶下等。

二、**聞診**：透過醫師的聽覺與嗅覺，聽病人的聲音和聞病人的氣臭等有無異常變化。主要包括病人的語言氣息、哮、喘、嘆息、嘔吐、呃逆、噯氣、病體氣臭、口氣、分泌物和排泄物等的異常。

三、**問診**：醫生詢問病人或病人家屬的訴說，以瞭解病情的一種診療方法，謂之問診。內容包括病人的自覺症狀、生病經過、治療情況、生活起居、平素體質以及既往病史、家族病史等。詢問時應根據中醫基本理論，按照辨證的要求，有目的、有重點的詢問、提示或啓發病人，但絕對不能憑主觀的意願去套問或暗示病人，亦不能單憑病人的自述，如此所搜集到的資料才能爲辨證提供正確的依據。

**四、切診：**醫師用指端直接在病人體表的一定部位進行觸、摸、按、壓等，以瞭解疾病的變化和體表反映的一種診法，分爲脈診和觸診兩部分，其操作技術的純熟與否，影響到診斷的正確程度。脈診是醫師用食、中、無名指指端的指腹，按觸病人的脈搏以探查脈象，它是中醫醫學中一種獨特的診病法。按診的內容包括按肌表、按頭頸、按胸脇、按脘腹、按手足和按腧穴等。

由於「望」、「聞」、「問」、「切」是從不同角度上來搜集病情資料的四種方法，因而各有其獨特的作用，不能相互取代，但在臨床運用時，必須把「望」、「聞」、「問」、「切」有機地結合起來，即四診合參，進行綜合、分析才能全面地瞭解病情，作出正確的診斷。

辨證，就是分析辨證疾病的證候。「辨」是識別、分析的意思，「證」是綜合分析了各種症狀，對疾病處於一定階段的病因、病位、病變性質以及邪正雙方力量對比等各方面情況的病機概括。

以四診所搜集的資料爲依據，以中醫的基本理論作指導，進行綜合、分析、歸納，辨明其內在聯繫和各種病變之間的相互關係。透過辨證可以得出疾病發生的原因（六淫或七情）、病變的部位（在表或在裏、在臟或在腑等）、疾病的性質（屬寒或屬熱）和邪正雙方力量的對比（屬虛還是屬實）等，從而有效地指導疾病的治療。而歸納出來的「陰、陽、表、裏、寒、熱、虛、實」，就是所謂的「八綱」辨證。任何疾病的表現儘管極其錯綜複雜，但基本上都可以用八綱辨證來加以歸納。如疾病的分類：不屬於陽證範疇，便屬於陰證範疇；病位的深淺：不在表，就在裏；疾病的性質：不是熱證，就是寒證；邪正的盛衰：不是正虛，就是邪實。因此八綱辨證能把千變萬化的病證歸納爲表與裏、寒與熱、虛與實、陰與陽四對綱領性的證候，其中陰陽是八綱中的總綱，它可以概括其他六綱，即表、熱、實證屬陽，裏、寒、虛證屬陰。臨床上，由於疾病的變化不是單純的，因此八綱辨證亦多相兼爲用，如表、裏往往與寒、熱、虛、實並見，寒、熱亦往往與表、裏、虛、實同時並見，虛、實往往與表、裏、寒、熱互見。同時，在一定條件之下，證候之間還會相互轉化，如表邪入裏、裏邪出表、寒證化熱、熱證轉寒、因虛致實、由實轉虛等。當疾病發展到嚴重階段時，還可能出現假象，如眞寒假熱、眞熱假寒、眞虛假實、眞實假虛等。故進行八綱辨證時，不僅要掌握八類證候的各自特點，也要注意彼此之間的相互聯繫。

**一、寒、熱：** 寒與熱是指病症的性質，如表現爲機能活動過分亢進、興奮、充實的症狀形態，而有發熱、口渴（連冬天都愛喝冷飲）、怕熱、面目紅赤、煩躁不安、口唇乾燥、大便祕結、小便短赤、尿液帶淡黃色、舌紅、眼神多上揚、手足心多熱悶等症狀者，多屬熱證。如表現出機能活動衰退、弛緩、萎縮、無力、貧血而有陽虛或陰盛的證候，如肢體淸冷、面色蒼白、怕冷、喜暖、口淡不渴或渴喜熱飲（夏天也愛喝熱飲）、大便稀溏、小便淸長量多、腹痛喜熱按、舌淡、眼神多下沉、個性安靜、手足多冷等症狀者，多屬寒證。

**二、虛、實：** 所謂虛實是反映人體內正氣與病邪的盛衰情況。如人體正氣明顯不足、日常舉止缺乏活力，包括陰虛、陽虛、氣虛、血虛及各臟腑功能衰弱，表現出精神萎靡、多哈欠、嗜睡、懶洋洋、面色蒼白或萎黃、講話多有氣無力、食慾不振、形體消瘦、五心煩熱、自汗、盜汗等症狀，都屬虛證。如病邪過盛，包括火熱亢盛、痰飲、水濕、瘀血、食滯、積糞等停留在體內者，表現出形體壯實、日常生活有活力、精神興奮、多口臭、眼冒星光、舌唇多乾裂、嘴破舌瘡、發熱煩躁、呼吸喘促、喋喋不休、痰涎壅盛、胸悶、脘腹脹滿、疼痛拒按、大便祕結或下痢、痔瘡、小便赤熱疼痛、裏急後重等症狀，均屬實證。

三、表、裏：表裏是指病位的深淺。病邪由皮毛或口鼻侵入機體所引起的症狀，病位淺，多見於外感初起，表現有怕冷、發熱、有汗或無汗、頭身疼痛、鼻塞、咳嗽等症狀稱之爲表證。即外邪入裏，侵及臟腑或臟腑功能紊亂所引起的病變和證候。表證不解或病時較久，都會引起臟腑、氣血的病變，都稱之爲裏證。換言之，凡非表證的一切證候皆爲裏證。一般可分爲裏寒證、裏熱證、裏虛證、裏實證。

四、陰、陽：陰陽指的是疾病的分類，爲八綱中的總綱，可以概括其他六綱。凡病在裏、在血、屬虛、正氣不足、病情反應弱的均屬陰證的範圍，臨床表現爲精神萎靡、面色蒼白或晦暗、目光無神、動作遲緩或畏寒、或肢冷、語聲低微、呼吸微弱、氣短乏力、納穀減少、口淡無味、不煩不渴、或渴喜熱飲、大便溏薄、小便清長、腹痛喜按等症狀。凡病在表、在氣、屬實、屬熱、正氣未傷、病情反應強的均屬陽證的範疇，其臨床表現出精神興奮、發熱面赤、身熱喜涼、煩躁不安、口唇燥裂、渴喜冷飲、語聲粗壯、呼吸氣粗、大便祕結或臭穢、腹痛拒按、小便短赤、舌紅等症。

# 2 中藥的性能與應用

透過「四診」之診法，歸納出「八綱」辨證之後，對於疾病發生的原因、病變的部位、疾病的性質、邪正雙方力量的對比等有了透徹的瞭解，就可以有效地指導疾病的治療，也就是說可以「對症下藥」了。因此必須瞭解中藥的性能與應用，才能針對個人的體質調和過剩、補充不足，以求均衡，達到藥與證符，取得療效。

中藥的性能包括四氣五味、升降浮沉等內容，四氣也稱四性，即寒、熱、溫、涼四種藥性。寒涼屬陰、溫熱屬陽，寒與涼、溫與熱只是程度上的差別，涼即微寒，溫即微熱。寒涼藥多具有清熱作用，適用於熱性病證；溫熱藥多有散寒作用，適用於寒性病證。此外，有些藥物寒熱偏勝不顯著的稱爲平性，實際上仍有偏涼偏溫的區別，所以一般仍稱四氣。用藥如果不辨寒熱，就不能達到預期的效果，其至會加重病情。故必須堅守「治寒以熱藥、療熱以寒藥」的用藥原則。

五味即辛、甘、酸、苦、鹹。此外，還有淡味和澀味，但習慣上仍稱五味。辛味藥有發散、行氣的作用；甘味藥有滋補、緩急、潤燥的作用；苦味藥有燥濕、泄降的作用；酸味和澀味藥有收斂固澀的作用；鹹味藥則有軟堅的作用。味有厚薄，凡是味較強的藥物，其特性反應也就較爲明顯。

「升、降、浮、沉」是從藥物作用的趨向說明藥性的一種理論。人體病變從部位來說，有上、下、表、裏的區別；從病勢來說，有上逆、下陷的不同。藥性的升與降、浮與沉是趨向相反的作用。性升的藥物能升提中氣，治療久瀉脫肛、子宮下垂等中氣下陷之證；性降的藥物，能降上逆之氣火，治療咳喘、嘔吐等肺胃氣逆，以及肝火上炎、肝陽上亢等證；性浮的藥物，能上浮、發散，治療病位在上、在表的病證；性沉的藥物，能下沉泄利，治療病位在下、在裏的病證。總之，升、浮的藥主上行而向外，沉、降的藥物主下行而向內。一般來說，味辛甘、性溫熱的藥物，大多升浮；味苦酸鹹、性寒涼的藥物，大多沉降；質輕的藥物，偏於升浮；質重的藥物，偏於沉降。

一、**補藥**：有補強體力作用的藥。能給人體力和元氣，使體質成爲實型的作用。虛型的人適用之。

二、**瀉藥**：有將體內病邪排出體外的藥。因具有排泄的作用，故身體會變成虛型。實型的人適用之。

三、**溫藥**：有興奮、充血作用的藥。可使人體機能興奮成爲熱型。寒型的人適用之。

四、**寒藥**：有鎮靜、消炎作用的藥。會使人體機能鎮定，成爲寒型。熱型的人適用之。

五、**燥藥**：能將水分排出體外的藥。實型的人適用之。

六、**潤藥**：能將水分保留在體內的藥。虛型的人適用之。

以上所述的目的，是希望讀者能有一概括性的瞭解，由於中醫學與中藥學是門相當專業的經驗醫學，其理論博大精深，絕不是三言兩語就可以解說淸楚的。所以當讀者有所疑惑時，最好的方法就是不厭其煩的去請教合格、有執照、有經驗的中醫師，如此才能確保藥物療效與用藥安全，達到養生保健的目標。

# 3 各種不同體質的養生雞尾酒配比建議

本節所列舉的數字爲調配比例，可以代表毫升（mℓ）、公克（g）或小杯。讀者可以將各單方養生藥酒，依表列的調製配比混合成「養生雞尾酒」，每次飲用一小杯（大約二十～三十毫升），每日二～三次。長期、恆心地飲用，自有意想不到的養生保健效果。表中所列的單方養生藥酒，若缺少其中的兩、三種也無所謂，不必執著拘泥每種都一定要有。

一、**男性、熱實型**：適合體格結實、易口渴、尿量少而顏色黃、易冒汗的人。

| | | | |
|---|---|---|---|
| 西洋參酒 二 | 淫羊藿酒 二 | 五加皮酒 二 | 山茱萸酒 二 |
| 枸杞酒 三 | 地黃酒 三 | 麥門冬酒 二 | 天門冬酒 二 |
| 蓮子酒 二 | 山藥酒 二 | 黃精酒 二 | 芡實酒 二 |
| 茯苓酒 二 | 牛膝酒 二 | 酸棗仁酒 二 | 甘草酒 一 |
| 葡萄柚酒 一 | | | |

二、**男性、熱虛型**：適合體格魁梧結實、夏天怕熱、冬天怕冷、皮膚

乾燥、尿量多、色白的人。

人參酒 二　淫羊藿酒二　地黃酒 三　茯苓酒 三
酸棗仁酒三　菟絲子酒二　牛膝酒 二　黃精酒 二
山藥酒 二　天門冬酒二　麥門冬酒一　當歸酒 一
何首烏酒一　枸杞酒 一　女貞子酒一　甘草酒 一
檸檬酒 一

**三、男性、寒實型：**適合削瘦、健康、活潑、夏天不易出汗、尿量少、容易便祕的人。

西洋參酒三　淫羊藿酒三　黃耆酒 三　地黃酒 三
五加皮酒三　當歸酒 三　川芎酒 二　蒼朮酒 二
何首烏酒二　杜仲酒 二　女貞子酒二　五味子酒二
山茱萸酒一　白朮酒 一　鳳梨酒 一

**四、男性、寒虛型：**適合削瘦、易疲倦、夏天怕熱、冬天怕冷、常拉肚子、神經質的人。

人參酒 三　淫羊藿酒三　五加皮酒三　酸棗仁酒三
黃耆酒 二　川芎酒 二　蒼朮酒 二　何首烏酒二
山茱萸酒二　大棗酒 二　杜仲酒 二　五味子酒二

地黃酒　二　蓮子酒　二　當歸酒　一　蘋果酒　一

**五、男生、無力型：**適合臉色蒼白、食慾不振、腸胃不好、行動無力、皮膚無光澤、喜歡看人運動自己卻無力運動的人。

人參酒　五　淫羊藿酒五　五加皮酒三　山茱萸酒三
肉蓯蓉酒三　蓮子酒　三　何首烏酒二　杜仲酒二
女貞子酒二　地黃酒　二　山藥酒　二　枸杞酒　二
桑椹酒　二　鳳梨酒　一

**六、男性、虛弱型：**適合發育不全、虛弱、常生病的人。

人參酒　三　淫羊藿酒三　當歸酒　三　五加皮酒三
大棗酒　三　地黃酒　三　黃精酒　三　酸棗仁酒三
何首烏酒二　女貞子酒二　山藥酒　三　枸杞酒　二
檸檬酒　二　蘋果酒　二

**七、女性、熱實型：**適合體格豐滿、易口渴、尿量少、顏色黃、外表圓滾的女性。

西洋參酒二　地黃酒　三　益母酒　三　茯苓酒　三
酸棗仁酒三　當歸酒　二　五味子酒二　麥門冬酒二

天門冬酒二　山藥酒　二　枸杞酒　二　蒼朮酒　一
山茱萸酒一　蓮子酒　一　甘草酒　一　檸檬酒　二
紅花酒　二

**八、女性、熱虛型：**適合體格大但不豐滿、夏天怕熱、冬天怕冷、皮膚無光澤、尿量多、顏色透明的人。

地黃酒　五　益母酒　五　酸棗仁酒三　人參酒　二
當歸酒　二　杜仲酒　二　麥門冬酒二　天門冬酒二
山藥酒　二　五加皮酒一　山茱萸酒一　甘草酒　一
蒼朮酒　一　蘋果酒　一　紅花酒　二

**九、女性、寒實型：**適合體格瘦小、行動活潑、夏天出汗少、尿色黃、易便祕者。

大棗酒　四　茯苓酒　三　川芎酒　三　山茱萸酒三
紅花酒　三　益母酒　二　山藥酒　二　酸棗仁酒二
人參酒　三　黃耆酒　二　當歸酒　二　五加皮酒一
五味子酒一　甘草酒　一　檸檬酒　一

**十、女性、寒虛型：**適合體格削瘦、無力、夏天怕熱、冬天怕冷、常拉肚子、喜夜遊、偏食、食量小、稍神經質的人。

人參酒　三　當歸酒　三　山茱萸酒三　茯苓酒　三
白朮酒　二　大棗酒　二　紅花酒　三　益母酒　二
山藥酒　二　酸棗仁酒二　黃耆酒　一　蒼朮酒　一
五加皮酒一　何首烏酒一　杜仲酒　一　牛膝酒　一
甘草酒　一　蘋果酒　一　鳳梨酒　一

**十一、女性、虛弱型：**適合皮膚乾燥、失眠、神經質、不活潑、食慾不佳的人。

人參酒　三　黃耆酒　三　當歸酒　三　五加皮酒三
杜仲酒　三　地黃酒　三　益母酒　三　山藥酒　三
黃精酒　三　川芎酒　二　山茱萸酒二　紅花酒　一
酸棗仁酒二　李子酒　一　龍眼酒　一　櫻桃酒　一

## 十二、簡易強精劑——蛋酒的製法

**【材料】**

新鮮雞蛋八個、蜂蜜一杯（約二〇〇毫升）、白蘭地酒一公升。

**【作法】**

將八個蛋打在碗中，加入蜂蜜和酒，打散、打勻後放入瓶中，密封置於陰暗處，每天搖晃瓶子一次，十天後就成了蛋酒。

【用法】

每天睡前喝一杯（二十～三十毫升）。

【功效】

消除疲勞、增強精力。

【備忘】

由於蛋酒係高蛋白、高醣分、高熱量之養生酒，不宜一次多喝，宜細水長流，則精彩可期。

## 主要參考文獻

1. 明・李時珍：**本草綱目**　國立中國醫藥研究所
2. 唐・孫思邈：**千金要方**　國立中國醫藥研究所
3. 顏正華：**中藥學（上、下）**　知音出版社
4. 孟景春、周仲瑛：**中醫學概論**　知音出版社
5. **新編中藥大辭典**　新文豐出版公司
6. 梁頌名等：**中國祖傳獨特藥酒**　渡假出版社
7. 王富春等：**滋補藥酒**　躍昇文化事業有限公司
8. 黃文雄：**中國帝王藥酒秘方**　鐘文出版社
9. 信定瀧太郎：**漢方強精・回春・長壽・媚藥實用處方集**　東都書局

國家圖書館出版品預行編目資料

自己做強力養生酒／吳恭平著．
——第一版．——台北市：文經社，1998〔民87〕
面；　公分．——（文經家庭文庫；65）
參考書目：面
ISBN 957-663-208-0（平裝）

1.酒 2.食物治療 3.方劑學（中醫）
418.914　　87011498

文經社

文經家庭文庫 65

# 自己做強力養生酒

著作人—吳恭平　　封面攝影—徐博宇
責任編輯—許心怡　　封面設計—張正益

發行人—趙元美
社長—吳榮斌
總編輯—王芬男
企劃編輯—許心怡
美術設計—莊閔淇
出版者—文經出版社有限公司
登記證—新聞局局版台業字第2424號
<總社・編輯部>（文經大樓）：
地址—台北市 104 建國北路二段66號11樓之一
電話—（02）2517-6688（代表號）
傳真—（02）2515-3368
<業務部>：
地址—台北縣 241 三重市光復路一段61巷27號11樓A
電話—（02）2278-3158・2278-2563
傳真—（02）2278-3168
郵撥帳號—05088806文經出版社有限公司
印刷所—松霖彩色印刷事業有限公司
法律顧問—鄭玉燦律師　（02）2369-8561
發行日—1998年 10月第一版 第 1 刷
1998年 11月 第 2 刷

定價／新台幣 280 元　　Printed in Taiwan

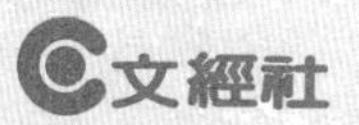
文經社

文經社

文經社

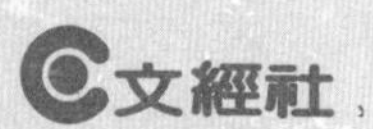
文經社